LE SYNDROME

MAL DES AVIATEURS

(Etude expérimentale des réactions cardio-vasculaires
pendant le vol)

DE L'APTITUDE A L'AVIATION

PAR

le Docteur J.-Georges FERRY

EX-PRÉPARATEUR A L'INSTITUT SÉROTHÉRAPIQUE DE L'EST (1911-1912)
LAURÉAT DE LA FACULTÉ DE MÉDECINE
PRIX D'ANATOMIE ET HISTOLOGIE (1909-1910)
PRIX DE CHIRURGIE ET ACCOUCHEMENT (1911-1912)
INTERNE DES HÔPITAUX (1911)
AIDE-MAJOR AU PARC AÉRONAUTIQUE N° 6 (S. P. 22).

NANCY

IMPRIMERIE A. CRÉPIN-LEBLOND
21, Rue Saint-Dizier et Rue des Dominicains, 40

1917

LE SYNDROME
MAL DES AVIATEURS

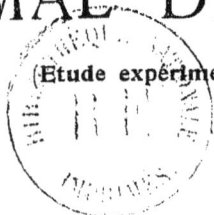

(Étude expérimentale des réactions cardio-vasculaires
pendant le vol)

DE L'APTITUDE A L'AVIATION

PAR

le Docteur J.-Georges FERRY

EX-PRÉPARATEUR A L'INSTITUT SÉROTHÉRAPIQUE DE L'EST (1911-1912)
LAURÉAT DE LA FACULTÉ DE MÉDECINE
PRIX D'ANATOMIE ET HISTOLOGIE (1909-1910)
PRIX DE CHIRURGIE ET ACCOUCHEMENT (1911-1912)
INTERNE DES HÔPITAUX (1911)
AIDE-MAJOR AU PARC AÉRONAUTIQUE N° 6 (S. P. 22).

$8° T d^{38}$
418

Publication autorisée après visa de la censure militaire
(Sous-Secrétariat d'Etat du Service de Santé militaire), 1re Division technique,
n° 13281 3/7, du 27 mai 1917.

DU MEME AUTEUR

Sur les rapports de l'ovulation et de la menstruation (en collaboration avec Givkovitch Jarko). Comptes rendus de la Société de Biologie, mars 1911.

— Sur deux cas de chorée généralisée symptomatique (en collaboration avec M. Fairise et Cadoré). *Province Médicale*, n° 14, 6 avril 1912.

— Lepto-méningite purulente partielle d'origine otique (en collaboration avec M. Hanns). *Province Médicale*, n° 41, 12 octobre 1912.

— Purpura avec lymphocytose rachidienne (en collaboration avec M. Hanns). Comptes rendus de la Société de Médecine de Nancy, 1912.

— Recherches hématologiques sur un cas de purpura (en collaboration avec M. Hanns). *Revue Médicale de l'Est*, 1912.

— Un cas d'œdème chronique post-inflammatoire (en collaboration avec M. Hanns, travail de la Clinique de M. le Professeur Schmitt). *Revue Médicale de l'Est*, 1912.

— Le syndrôme « Mal des Aviateurs » (observations personnelles). Comptes rendus de la Société de Médecine de Nancy, 22 novembre 1915.

— Le syndrôme « Mal des Aviateurs ». Etude expérimentale de la tension artérielle pendant le vol. *Presse Médicale*, n° 9, 14 février 1916.

— Apparition d'épilepsie jacksonnienne à crises subintrantes et de syphilis secondaire floride au cours de la vaccination au T. A. B. (éther) chez un soldat traité au salvarsan en période primaire, un an auparavant. Communication 1re Armée, octobre 1916.

— Un albuminurique peut-il faire de l'aviation ? Comptes rendus de la Société de Médecine de Nancy, 28 février 1917.

— Le syndrôme « Mal des Aviateurs » chez un pilote albuminurique (étude expérimentale de ses réactions cardio-vasculaires pendant le vol). *Archives des Maladies du Cœur*, n° de mai 1917.

A MA MÈRE

si cruellement éprouvée,
faible témoignage de ma profonde affection.

A mon Président de thèse :

MONSIEUR LE PROFESSEUR G. ETIENNE

PROFESSEUR DE CLINIQUE MÉDICALE

A MONSIEUR LE MÉDECIN INSPECTEUR GÉNÉRAL LEMOINE

CHEF SUPÉRIEUR DU SERVICE DE SANTÉ DE LA 3ᵉ ARMÉE

ANCIEN PROFESSEUR AU VAL-DE-GRACE

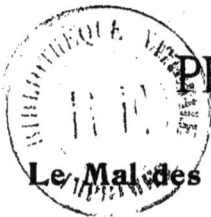

PREMIÈRE PARTIE

Le Mal des Aviateurs, — Etude subjective
et objective des réactions cardio-vasculaires pendant le vol.

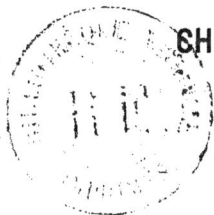

CHAPITRE PREMIER

Avant-propos

Lorsqu'en décembre 1915 nous communiquions à la Société de médecine de Nancy les résultats de nos études sur le pouls et la tension artérielle de l'aviateur pendant le vol, résultats déduits de 60 observations personnelles, nous ne pensions pas faire de ces premières recherches le sujet de notre travail inaugural. Quelques constatations nouvelles faites au cours de cette guerre mondiale, sur de nombreux pilotes recrutés d'une façon assez spéciale, nous y ont encouragé. L'idée de contribuer, ne fût-ce que dans la plus petite mesure et seulement au point de vue médical, à l'élaboration des bases d'organisation de notre cinquième arme, dont on parle tant, nous a tout à fait décidé.

Que Messieurs les Chefs du Corps d'aviation militaire de 1914 et des 1re et 3e armées qui nous ont facilité nos recherches acceptent ici l'hommage de notre vive gratitude. Ils ont bien voulu nous autoriser à ascensionner à bord des avions des groupes qu'ils commandaient, privilège rarement accordé, avant la guerre surtout, et méritent le parrainage de nos expériences.

M. le général Bouttieaux, notamment dans d'aimables causeries sur le « turf » du champ d'aviation d'Epinal, nous a témoigné maintes fois son bienveillant intérêt en nous contant ses impressions d'aviateur. Son encouragement nous a été précieux.

Il n'a d'égal que celui que nous a toujours témoigné M. le médecin inspecteur général Lemoine, sous les ordres de qui nous nous félicitons de servir depuis le début de la guerre. Les savants conseils que nous a fourni sa haute compétence dans les trop rares causeries que nous a facilité la bienveillance de son accueil lui ont acquis notre vive reconnaissance et notre entier dévouement.

Nous en dirons autant de Messieurs les Chefs qui se sont succédés à la Direction du Service aéronautique de la 1.re armée, du commandant Dorsemaine et notamment du chef d'escadrons de Marmiés que nous avons quitté à regret et dont la confiance et la sympathie nous obligent encore. Notre nouveau chef à la 3e armée, M. le commandant Roland a droit également à notre gratitude pour son autorisation de poursuivre et de publier nos récents travaux.

Mais combien devons-nous aux admirables pilotes qui nous ont enlevé tant de fois comme passager, qui nous ont fait goûter au charme des voyages aériens et nous ont rendu familières les manœuvres de la conduite de l'avion.

Notre souvenir ému ira aux Lieutenants Clannadieu, Benoît et Quennehen, héroïquement tombés et dont nous honorons le suprême sacrifice.

Quant aux preux capitaines d'Abrantés, Bordes, Coville ; aux lieutenants Pinsard, Lemaître, Poivre, Maître, Noël, le héros de Bucarest, Varcin (H.), Houssemand, Didier et Sarret, nous ne pouvons mieux leur témoigner notre reconnaissance que par l'assurance que nous leur donnons de notre vive amitié.

Notre sympathie va également aux autres chefs des différentes unités d'aviation qui nous ont favorisé notre tâche médicale et nos recherches en nous permettant de voler à leur escadrille, ainsi qu'aux charmants camarades que nous y avons connus et interrogés.

Que nos Maîtres de la Faculté ne se croient pas oubliés dans l'expression de notre gratitude. C'est d'eux que nous tenons tout ce que nous savons et leur savant enseignement nous a précisément guidé vers nos expériences.

M. le Professeur G. Etienne nous fait le grand honneur d'accepter la présidence de notre thèse. Ses admirables leçons au lit du malade, ses excellents conseils, ses soins empressés aux Nôtres et à nous-même, lui ont acquis notre inaltérable et affectueuse reconnaissance.

Ce n'est pas sans une grande émotion que nous songeons au savant enseignement clinique et thérapeutique de notre premier Maître dans l'internat, le

Professeur Schmitt, et de notre Maître en électrologie dans l'externat, le Professeur Guilloz, tous deux si prématurément enlevés à notre affection. Leurs idées sont notre héritage : elles nous guideront toujours dans la pratique de notre art et perpétueront leur souvenir.

Pendant le temps que nous avons passé à son laboratoire, M. le Professeur Macé n'a jamais ménagé son temps pour nous familiariser, grâce à sa haute compétence, avec la vie des infiniments petits et les moyens sérothérapiques de combattre leurs néfastes effets. Nous l'assurons de notre profonde gratitude pour ses paternels conseils et pour l'honneur qu'il nous fait d'accepter d'être notre juge.

Que MM. les Professeurs Meyer, doyen de la Faculté de Médecine, MM. les Professeurs F. et G. Gross, Weiss, Vautrin, Rohmer, Herrgott, Hoche, Ancel, Bouin ; et MM. les Professeurs agrégés Jacques, Frœlich, Frühinsholz, Haushalter, Richon, L. Spillmann, G. Thiry et Fairise, qui, par leurs savantes et persuasives leçons théoriques et cliniques, nous ont fait concevoir l'art de soigner *le malade*, acceptent ici l'assurance de notre entière reconnaissance.

MM. les Professeurs agrégés Sencert et J. Parisot, M. le Dr L. Job, dont l'enseignement clinique nous a appris l'art du diagnostic précis et sûr, et nous a guidé rapidement vers l'internat, se la sont particulièrement acquise avec notre entier dévouement.

M. le Professeur Rothé, de la Faculté des Sciences de Nancy, sait combien notre affectueuse gratitude lui est acquise, pour le bienveillant et paternel intérêt qu'il nous a témoigné sans cesse et en toutes circonstances.

Nous n'oublions pas M. le médecin inspecteur général Pierrot, ni tous les amis que nous avons rencontrés lors de douloureuses épreuves. Leur sympathie leur vaudra toujours notre profond attachement.

Nous remercions enfin nos différents amis d'études et d'internat, en particulier les Docteurs Caussade et Jacquot (Ch.), de leurs si intéressantes conférences et causeries critiques. Ils ont été pour nous des amis sincères, fidèles et dévoués : nous ne les oublierons jamais.

CHAPITRE II

Introduction et plan de travail

———

Les débuts de l'aviation ne sont pas très lointains et cependant que de progrès a fait cette science !

Chacun se souvient de l'émerveillement produit par les premiers essais timidement tentés d'abord avec une froide volonté et une rare audace par leurs inventeurs sur des appareils soigneusement étudiés, puis officiellement contrôlés par les membres de l'Aéro-Club de France.

Les meetings successivement organisés dans plusieurs villes ont permis à la foule accourue des plus lointains pays, de récompenser par ses manifestations enthousiastes et d'encourager dans leurs recherches nos premiers pionniers de l'air.

Les appareils se sont ensuite rapidement perfectionnés, leur puissance et leur stabilité se sont accrues. Leur nombre est devenu plus grand, grâce aux initiatives privées et surtout aux souscriptions nationales dont le succès fut celui que l'on sait. Tous les Français voulurent aider par leur générosité, le développement et l'intensification de ce sport nouveau dont l'avenir était plein de promesses. Et, malgré la liste sombre qui marquait déjà ces différentes étapes, des jeunes gens de plus en plus nombreux, courageux sans témérité, aux vertus bien françaises, se sont généreusement offerts pour assurer à notre pays, dont le génie avait été servilement copié et vite exploité par nos pratiques voisins, la puissante et prépondérante aviation d'août 1914.

La féroce agression germanique les trouva résolus, et leur audace se mit encore davantage au service de notre chère Patrie. Parcourant les routes libres du ciel, sur leur frêle esquif, isolés dans l'espace, ils furent l'œil de notre commandement, en révélant les sournoises tactiques allemandes protégèrent combien de nos frères combattant à terre. Leurs prouesses, trop souvent anonymes, furent nombreuses. Elles décidèrent de l'évolution de notre cinquième arme, évolution poursuivie sans relâche et il faut bien le dire tout à l'honneur de ceux qui président à ses destinées puisque, sauf à de rares intervalles, elle nous a presque toujours assuré la première place.

Actuellement nos nombreux pilotes rivalisent d'audace et d'habileté ; nous admirons les exploits magnifiques de nos régleurs de tir, de nos photographes, de nos bombardiers et de nos « as », héroïque phalange qui travaille et se sacrifie à l'élaboration d'une paix glorieuse.

Qui saura jamais le nombre de ceux qui sont tombés

sous, les balles allemandes venues brutalement interrompre leur vol et provoquer leur chute ?

Comme ceux qui sont tombés victimes, dit-on, d'une avarie de machine, mais plus souvent après avoir été trahis par leurs propres forces au cours de leurs évolutions, leurs noms doivent être glorifiés.

Il faut les saluer, vénérer leur mémoire en reconnaissance de leur suprême sacrifice.

Honneur à eux !

*
* *

Quiconque a fréquenté souvent des aviateurs a pu être mis au courant de certains troubles éprouvés par eux, dans leurs ascensions à des altitudes plus ou moins élevées et à l'occasion de montées et de descentes plus ou moins rapides. Ou bien il a pu être témoin d'accidents de gravité variable, souvent mortels, considérés comme inexplicables.

Tel pilote, par exemple, connaissant parfaitement son moteur et très habile dans ses manœuvres, au cours d'une ascension, normale au début, son moteur donnant son plein régime, redresse brusquement son appareil, cabre trop, se « met en chandelle »... puis sans que les spectateurs aient pu apercevoir la moindre manœuvre destinée à rétablir le vol horizontal, glisse sur l'aile et vient s'écraser sur le sol. — Une légère défaillance succédant sans doute à un mouvement trop nerveux, exécuté involontairement sous une influence quelconque, ne lui a pas permis de saisir l'instant précis où il pouvait rétablir son équilibre dynamique.

Tel autre, bon pilote, volait en ligne droite horizontalement, dans des conditions atmosphériques excellentes, sur un appareil bien au point, lorsqu'on le vit
s'incliner brusquement et achever, dans une vrille
prodigieuse, une glissade qu'il semble impossible d'attribuer à un défaut de réglage ou de marche de l'appareil. Que s'est-il passé ? Un vertige a pu assaillir le
pilote, occasionnant chez lui un mouvement involon-
taire, inconscient, dont il n'aura pas souvenir s'il ne
s'est pas tué.

Ou bien au cours d'une descente rapide en spirales,
l'appareil « mal senti » n'est pas tenu suffisamment
pique et achève sa chute vertigineuse, entraînant son
pilote trop souvent impuissant.

La diminution de la sensibilité consécutive à la vie
d'altitude, même de courte durée, peut-elle être invo-
quée dans ce cas ? Il ne le semble pas. — S'agit-il
d'un trouble de l'équilibration produit par une excitation anormale de l'oreille dont l'appareil vestibulaire a mal fonctionné et dont les sensations erronées
ont provoqué le vertige ? — Ou bien encore ce vertige
est-il imputable à des troubles labyrinthiques d'ordre
traumatique, occasionnés par les battements du
moteur et les vibrations des tendeurs sous l'influence
du vent ! Ou bien enfin la pression, progressivement
croissante, supportée par le pilote pendant la descente, provoque-t-elle l'apparition de désordres dans la
régulation vaso-motrice cardio-vasculaire, désordres
aboutissant au vertige par anémie cérébrale ou au
vertige réflexe par modification consécutive de la tension labyrinthique ? — N'y a-t-il pas lieu, pour ne

citer qu'un exemple, d'expliquer de cette façon l'accident mortel survenu au pilote Chavez après la traversée des Alpes qu'il fut le premier à réaliser ?

Nombreuses sont les hypothèses que l'on pourrait émettre pour expliquer les sensations anormales et les troubles possibles de l'équilibration chez l'aviateur. Si l'on songe aux conséquences redoutables que peut entraîner chez lui la moindre altération du sens de l'espace, on conçoit aisément tout l'intérêt qu'il y a lieu d'attacher à l'étiologie et à la pathogénie de ces troubles, afin d'en déduire des conclusions pratiques.

Le syndrome défini sous le nom de Mal des Montagnes nous est bien connu. Ses caractères se retrouvent, comme nous le verrons plus loin, chez les aéronautes, avec d'appréciables différences toutefois. Les variations dans la pression et la composition de l'air atmosphérique en sont les principaux facteurs étiologiques, joints à la puissance réactionnelle, spéciale à chaque individu.

L'aviateur est évidemment soumis à ces mêmes influences ; mais dans quelles conditions ? — D'autres facteurs surajoutés, que nous envisagerons ultérieurement, ne viennent-ils pas donner à ses réactions des caractères spéciaux, jusque-là indéterminés ?

C'est ce que nous allons essayer d'établir.

Nous donnerons pour cela le résultat des recherches que nous avons entreprises, tant au Centre d'aviation militaire d'Epinal où nous avons été affecté comme médecin auxiliaire en 1913-14, qu'au cours de cette guerre et dans différents centres.

Elles ont spécialement porté sur les variations du pouls et de la tension artérielle des aviateurs *au cours du vol.*

Les mesures ont été effectuées par nous, soit sur des pilotes qui se sont obligeamment prêtés à nos expériences, soit le plus souvent sur nous-même en raison de la difficulté et de la délicatesse d'expérimentation à bord. Les observations que nous présenterons seront donc pour la plupart doublement personnelles. Peut-être les chiffres marquant les altitudes successivement atteintes sembleront-ils faibles à notre lecteur, habitué à entendre dire que la plupart des pilotes actuels naviguent entre 3.000 et 4.000 mètres. Mais il se rendra rapidement compte, qu'à l'époque où nous avons débuté à expérimenter, ces hauteurs étaient pratiquement inaccessibles, du moins avec les appareils de série dont disposait notre aviation militaire. Les Maurice Farman 70 ou 80 HP, ces excellentes « cages à poules », les monoplans Borel 80 HP et les tandems Blériot 80 HP « plafonnaient » vers 2.000 mètres ; exceptionnellement seulement l'habileté d'un pilote les « poussait » aux environs de 2.500 mètres.

Les altitudes plus fortes auxquelles nous avons accédé au cours de cette guerre sur des appareils plus puissants et plus rapides n'ont fait qu'accentuer nos résultats antérieurs.

Avant de les présenter au chapitre V (§ 1 et 2), nous donnerons d'abord au chapitre III une description sommaire des troubles qui caractérisent le Mal des Montagnes et le Mal des Aéronautes, avec un aperçu des différentes théories pathogéniques émises à leur sujet.

Nous insisterons davantage (chapitre IV) sur la description des troubles subjectifs qui constituent le Mal des Aviateurs.

Le chapitre V (§ 3) indiquera les fluctuations de la tension sanguine de deux lapins enlevés en aéroplane, par notre excellent ami pilote le Dr Perrin de Brichambaut, sur les conseils de notre Maître, M. le Professeur agrégé J. Parisot, et que tous deux nous ont obligeamment communiquées. Nous leur en exprimons notre vive gratitude.

Quelques conclusions, applicables à l'aviateur parfaitement sain, termineront la première partie de notre travail.

Dans une deuxième partie nous citerons les observations de quelques pilotes admis à tort, selon nous, dans le personnel navigant après avoir été déclarés inaptes à leur arme d'origine. Elles nous montreront les conséquences qui pourraient résulter de l'exécution de semblables prescriptions.

Dans différents chapitres nous traiterons la question des anciens blessés ou malades des organes locomoteurs et nerveux centraux (anciens trépanés par exemple), de l'abdomen, de la poitrine. Nous envisagerons ensuite le rôle qu'est appelé à jouer l'oreille en tant qu'organe de l'audition et de l'équilibration chez l'aviateur ; et, nous inspirant des travaux récents de notre Maître, M. le Professeur agrégé Jacques, nous envisagerons le cas des otopathes. A ce moment nous dirons un mot des sujets atteints

d'affections organiques du système nerveux : des
tabétiques frustes par exemple, apparemment sains,
dont l'admission dans le personnel navigant ne devra
jamais être prononcée, en raison de leur prédisposition aux troubles de l'équilibration.

Puis le cas des sujets artério-scléreux, chez qui les
réactions cardio-vasculaires des altitudes peuvent
être modifiées du fait de leur hypertension, ayant été
envisagé, nous donnerons, pour terminer, le résultat
de récentes recherches effectuées par nous pendant le
vol sur un pilote albuminurique sujet à des troubles
urémigènes.

Des conclusions générales suivront qui définiront
certaines inaptitudes à l'aviation.

Nous en préconiserons la considération et l'application dans le choix des futurs pilotes.

CHAPITRE III

Le Mal des Altitudes (en montagne et en ballon). — Historique. — Théories pathogéniques.

La terre est entourée d'une masse gazeuse, épaisse dit-on de 60 à 80 kilomètres, mais que l'étude des aurores boréales et des météorites, corps devenant incandescents dès qu'ils pénètrent dans une couche d'air de raréfaction connue, a permis de reporter à 200 kilomètres. Cette masse, dont la permanence en tous points est assurée, tant par les phénomènes biologiques qui se passent à la surface du sol, que par l'expansibilité et la diffusion de ses éléments constituants sous l'influence de la force centrifuge développée par la rotation de la terre, cette masse, disons-nous, constitue l'atmosphère. Ses propriétés physiques et chimiques se modifient évidemment au fur et à mesure que l'on s'éloigne du sol.

La pression atmosphérique résulte de la pesanteur de l'air. Sa valeur en un point représente le poids d'une colonne d'air, compte tenu de sa composition, de 1 centimètre carré de section horizontale et dont la hauteur s'étend de ce point jusqu'aux limites supérieures de l'atmosphère. Cette colonne étant d'autant plus courte que sa limite inférieure est plus élevée, il en résulte que la pression diminue quand on s'élève dans l'atmosphère. Cette diminution non uniforme est évaluée à 1 centimètre par 105 mètres d'altitude au voisinage du sol. Plus haut, alors que la hauteur croît en progression arithmétique, elle varie suivant une progression géométrique.

Si l'on part donc de ce fait, établi par Toricelli et Pascal, qu'à la température de 0 degré, la pression atmosphérique au niveau de la mer est représentée en moyenne par le poids d'une colonne de mercure de 760 millimètres de hauteur, la pression aux différentes altitudes peut être calculée à l'aide d'une formule assez compliquée établie par Laplace. Nous l'exprimerons dans le tableau suivant :

Répartition verticale des pressions dans une atmosphère de température uniforme 0°.

Altitudes en mètres.	Pressions en millimètres.	Diminution de pression en millimètres depuis le niveau de la mer.	Diminution moyenne de pression par mètre.
0	760	0,0	
100	750,5	9,5	0,095
200	741,1	18,9	0,094
300	731,9	28,1	0,092
400	722,9	37,1	0,090
500	714,0	46	0,089
1.000	670,6	89,4	0,087
2.000	591,7	168,3	0,079
3.000	522,1	237,9	0,070
4.000	460,7	299,3	0,061
5.000	406,5	353,5	0,054
10.000	217,4	542,6	

L'humidité de l'air est très variable ; ses oscillations sont considérables, à tout instant. Pour l'aéronaute qui les observe, « elles peuvent aller de la saturation complète à travers un nuage jusqu'à la sécheresse la plus absolue à une altitude supérieure ». D'une façon générale on constate que l'humidité absolue de l'air diminue très rapidement quand on s'élève. « Sa valeur moyenne à 6.500 mètres est d'environ 10 fois plus faible qu'au niveau de la mer. »

La température de l'air, elle, décroît avec l'altitude ; une simple ascension en montagne permet de s'en rendre compte. L'étude des variations de température d'une masse d'air qui s'élève dans l'atmosphère sans échanger de chaleur avec les couches d'air voisines, c'est-à-dire qui se détend adiabatiquement, établit que, théoriquement, la température de l'air décroît de 1 degré par 100 mètres s'il est sec ; 1 degré par 100 à 104 mètres s'il est humide, tant que l'eau ne se condense pas ; 0°5 par 100 mètres environ s'il est saturé d'humidité, à cause de la chaleur latente abandonnée par l'eau qui se condense.

Pratiquement, on peut admettre, comme conséquence des résultats obtenus au moyen des ballons-sondes que « la décroissance de la température est en moyenne de 0°5 à 0°7 par 100 mètres jusqu'à une dizaine de kilomètres au-dessus du sol ».

Les variations observées dans la composition de l'air atmosphérique, suivant l'altitude, ne sont pas moins complexes. Elles dépendent des phénomènes chimiques et biologiques observés à la surface de la terre, aidés des facteurs physiques que nous venons d'envisager. Et, lorsque nous nous élevons, nous sommes loin de trouver à l'air la composition suivante qu'il possède à 1 mètre du sol :

Pour 100 en volume.

Azote...............	78,03.
Oxygène............	20,99.
Argon..............	0,94.
Hydrogène.........	0,01.
Néon...............	0,0015.
Hélium.............	0,00015.
Crypton............	0,00010.
Gaz carbonique......	3/10000 (traces).
Vapeur d'eau.......	de 1/1000 à 1/30 (très variable).

Les variations les plus intéressantes à notre point de vue sont celles de l'oxygène, du gaz carbonique et de la vapeur d'eau, qui jouent un si grand rôle dans les échanges respiratoires.

Aussi ne dirons-nous rien de l'argon, du néon, du crypton, dont les proportions dans l'air sont extrêmement faibles.

L'azote non plus ne retiendra pas longtemps notre attention. Sa principale fonction semble être de diluer l'oxygène, qui, s'il était pur, pourrait avoir une action nocive sur l'organisme. Il ne semble pas intervenir dans les échanges respiratoires. L'air inspiré et l'air expiré en contiennent une égale proportion ; et si, dans leurs expériences, Regnault et Reiset en ont constaté un léger excès dans l'air expiré, ils conviennent eux-mêmes que la différence, dans tous les cas, est extrêmement minime.

D'autre part, l'analyse, par le vide barométrique

réalisé au moyen de la pompe à mercure, de 100 centimètres cubes de sang artériel et de sang veineux, donne pour chacun d'eux une égale quantité d'azote dissout dans le plasma, soit 1 centimètre cube 1/2. — L'expérience montre que cette quantité diminue avec l'altitude à cause de la diminution de la pression atmosphérique. « L'azote contenu dans le sang suit les lois de la dissolution des gaz, disent Hallion et Tissot, c'est-à-dire qu'il s'échappe du sang à mesure que l'altitude augmente et que la pression barométrique baisse.

Au niveau du sol, il y a 3 cent. cubes 25 d'Azote dans 100 cent. cubes de sang. A 3 200 mètres, il y a 0 cent cubes 525 — — —

Le dosage effectué sur 5 centimètres cubes de sang par la méthode de Kjeldah donne :

En bas, 3 gr. 16 d'Azote pour 100 cent. cubes de sang.
A 3.200^m, 3 gr. 14 — — —

Lapique et G. de Saint-Martin donnent comme chiffres :

1re Ascension.

En bas, 1 cent. cube 8 d'Azote pour 100 cent. cubes de sang carotidien.
A 3.200^m, 1 cent. cube 3 — — —

2e Ascension.

En bas, 1 cent. cube 8 d'Azote pour 100 cent. cubes de sang carotidien.
A 2.500^m, 1 cent. cube 5 — — —

Soit une très faible diminution de la teneur du sang en azote.

Oxygène. — A la température de 0° et à la pression de 760, l'air dans lequel nous vivons contient 20,99 pour 100 volumes d'oxygène. Cette proportion reste sensiblement constante à mesure que l'on monte. Mais du fait de la diminution de pression résulte une diminution de la quantité absolue d'oxygène contenu dans un volume donné d'air.

« Cette quantité absolue à 2.000 mètres ne représente plus pour un volume que les trois quarts, et à 5.000 mètres que la moitié seulement de celle que contenait l'air au niveau de la mer. »

Le calcul a permis d'établir, en effet, que sa tension aux altitudes subissait les variations suivantes :

Altitude.	Pression.	Oxygène pour la pression de 760.	Oxygène dans le sang.
2.500 mètres.	0ᵐ,560	15,4 p. 100.	17,40 p. 100.
4.000 »	0 ,450	12,4 »	15,9 »
6.000 »	0 ,340	9,3 »	12 »
8.000 »	0 ,250	6,9 »	9,9 »

Gaz carbonique. — Le gaz carbonique n'existe dans l'air qu'en petite proportion. Et cependant il est produit en assez grande quantité par les combustions organiques et inorganiques opérées à la surface de la terre. Cela tient à ce que le sol, les végétaux et les carbonates en absorbent une proportion relativement grande. Ces phénomènes permettent d'expliquer les oscillations importantes de sa proportion dans l'air.

Ses variations, suivant l'altitude, sont moins bien établies et les observations ne concordent pas.

Pour G. Tissandier, qui a trouvé 2,4 d'acide carbonique pour 10.000 à 890 mètres de hauteur et 3 d'acide carbonique pour 1.000 mètres de hauteur, sa quantité augmenterait avec l'altitude.

Pour Truchot, au contraire, dont les constatations sont les suivantes :

Hauteur.	Température.	Pression.	CO² pour 10.000 volumes d'air.
359 mètres.	25° centigrades.	0ᵐ725	3,13
1.446 »	21· »	0 638	2,03
1.884 »	6° »	0 570	1,72

la proportion serait décroissante.

L'action de la sécheresse, de la luminosité de l'air, des radiations solaires plus intenses : facteurs phy-siques capables de faire diminuer la teneur de CO_2 dans l'air atmosphérique peuvent expliquer ces diffé-rences.

Echanges respiratoires. — Il est facile de concevoir à l'aide de ces chiffres, ce que peuvent devenir aux altitudes les échanges respiratoires basés sur les dif-férences de tension osmotique, et dont le cycle normal, au sol, est représenté par le schéma suivant :

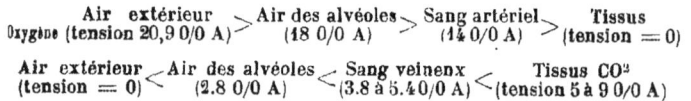

	Air extérieur	Air des alvéoles	Sang artériel	Tissus
Oxygène	(tension 20,9 0/0 A) >	(18 0/0 A) >	(14 0/0 A) >	(tension = 0)

	Air extérieur	Air des alvéoles	Sang veineux	Tissus CO²
	(tension = 0) <	(2.8 0/0 A) <	(3.8 à 5.4 0/0 A) <	(tension 5 à 9 0/0 A)

Pour Hallion et Tissot, dont les expériences, dans une chambre où l'air était progressivement raréfié jusqu'à une dépression correspondant à 3.500 mètres, et au cours d'une ascension, resteront célèbres :

« 1° La décompression ne diminue pas la valeur du coefficient respiratoire du sujet au repos ; l'intensité absolue des échanges respiratoires reste sensiblement la même, quelle que soit la pression extérieure jusqu'à une décompression de 28 centimètres de Hg ; cette conclusion est conforme à celle des expériences de Lœwy qu'elle confirme.

2° Le débit respiratoire réel, c'est-à-dire la quantité d'air mesurée à 0 degré et 760 millimètres qui entre dans le poumon, diminue comme la pression et suit une courbe analogue à celle de la variation de pression.

3° Le débit respiratoire apparent (volume d'air expiré à la pression et à la température actuelles) n'augmente pas. Il ne présente, comme variations, que celles que l'on retrouve habituellement chez tous les sujets.

4° Comme le débit apparent ne varie pas et que la pression diminue, la tension de l'oxygène diminue progressivement dans l'air inspiré. L'augmentation progressive des altérations de l'air expiré à mesure que la pression diminue, jointe à la fixité du débit respiratoire apparent, montre que cette diminution de tension n'a aucun effet sur la valeur absolue des échanges. Le sang a encore plus d'oxygène qu'il ne lui en faut.

5° La quantité totale de l'acide carbonique exhalé varie peu ou pas, et montre que cette exhalation n'obéit pas aux lois de la réduction des gaz. »

Les modifications correspondantes dans la teneur du sang en gaz peuvent se traduire ainsi, d'après J. Tissot :

« 1° La quantité totale des gaz contenus dans le sang ne varie pas et est indépendante de la pression extérieure jusqu'à une tension de 48 centimètres de Hg. (correspondant à la hauteur de 3.500 mètres).

2° La quantité d'oxygène contenu dans le sang reste constante, ce qui signifie que, jusqu'à la tension de 48 centimètres de Hg., ce gaz n'obéit pas, au niveau de l'épithélium pulmonaire, aux lois de la dissolution des gaz.

3° Il en est de même pour le gaz carbonique.

4° Seul l'azote suit ces lois et s'échappe du sang, comme nous l'avons vu, au fur et à mesure que l'altitude augmente et que la pression barométrique baisse. »

Tissot conclut en outre « qu'il n'y a modification dans les mouvements respiratoires qu'à partir du moment où la proportion d'oxygène dans l'air respiré tombe au-dessous de 11 p. 100, ce qui se produit quand l'altitude atteint 5.000 mètres. »

A partir de ce moment la proportion d'oxygène dans l'air inspiré est modifiée par le développement de la ventilation pulmonaire.

La proportion d'acide carbonique exhalé qui était restée invariable jusqu'à 5.000 mètres augmente à son tour si l'altitude croît : la ventilation pulmonaire en est également cause. Mais comme « cette ventilation, qui exerce une faible action sur l'oxygène, a beaucoup plus d'influence sur l'acide carbonique qui s'exhale et que l'on retrouve notablement augmenté », il en résulte « qu'au-dessus de 5.000 mètres, le quotient respiratoire s'accroît ».

« L'organisme, conclut le Dr Soubies, se défend facilement contre la faible tension de l'oxygène dans l'air ambiant, en utilisant mieux cet oxygène et en en absorbant une plus grande proportion par les capillaires pulmonaires ; le coefficient respiratoire reste donc sensiblement le même. En conséquence, la quantité de gaz carbonique exhalé demeure invariable. — A une altitude plus élevée la ventilation pulmonaire intervient, par son développement, pour lutter à son tour contre la diminution de la quantité absolue d'oxygène dans les alvéoles. Cette ventilation s'accroît à une altitude beaucoup plus basse lorsqu'on gravit une montagne. »

Ces conclusions ne sont pas intégralement partagées par G. de Saint-Martin qui a trouvé les résultats suivants dans le sang, recueilli à terre et à 3.000 mètres, de chiens enlevés en ballon.

1ʳᵉ Ascension.

	Sang carotidien recueilli à terre avant le départ.	Sang carotidien recueilli à 3.200 à 3.500ᵐ 2 h. après.
CO_2	32 cent. cubes 6.	33 cent. cubes 13.
O.	15 » 0.	11 » 02.
Az.	1 » 8.	1 » 3.

2ᵉ Ascension.

	Sang central recueilli à terre.	Sang central recueilli à 2.500ᵐ.
CO_2	37 cent. cubes 15.	36 cent. cubes 3.
O.	15 »	12 » 1.
Az.	1 » 8.	1 » 5.

« 1° La proportion de l'acide carbonique contenu dans le sang, dit-il, paraît n'être que médiocrement influencée par un changement brusque d'altitude. Par contre, les chiffres de l'oxygène et de l'azote s'abaissent régulièrement à mesure que l'on s'élève.

2° Une ascension rapide, loin d'amener une concentration du sang cérébral, a produit un effet manifestement contraire dans la seule observation double que nous avons faite. »

De son côté, P. Bert a pu établir, ainsi qu'en témoigne le tableau donné précédemment au paragraphe « oxygène » que :

« 1° Quand la pression diminue, la quantité des gaz contenus dans le sang diminue également, mais en proportion un peu moindre que celle qu'indiquerait la loi de Dalton ; le sang perd ainsi plus d'oxygène que d'acide carbonique.

2° Que la quantité d'acide carbonique du sang diminue avec l'altitude, cette diminution est, d'ailleurs, moins rapide que celle de l'oxygène. Cependant on ne peut rapporter la mort à l'acide carbonique du sang. Sa véritable cause est la faible tension de l'oxygène. »

D'autre part, des comparaisons faites au niveau de la mer où le sang artériel humain contient 20 volumes d'oxygène pour 12 dans le sang veineux, et, à La Paz, où la pression n'est que de 48 centimètres de Hg. et où il n'y a plus que 10 ou 14 volumes d'oxygène dans le sang artériel pour 8 ou 6 dans le sang veineux, l'ont amené à expliquer le passage de ces 8 volumes d'oxygène dans le sang artériel à cette altitude par une meilleure utilisation des matériaux fournis à l'organisme, la proportion d'acide carbonique restant, en effet, la même dans l'air expiré.

Il y a lieu de tenir grand compte de ces constatations. Elles ont fourni la base de sa théorie de l'anoxhémie, si amplement vérifiée par l'heureuse influence des inhalations d'oxygène au cours des ascensions.

Le sang est le milieu intérieur dans lequel vivent nos différents tissus. Les modifications qui surviendront dans sa composition, du fait de l'altitude, auront pour corollaire des modifications spéciales dans le fonctionnement de ces tissus et des organes qu'ils constituent. Elles déclancheront le mécanisme compliqué de la régulation vaso-motrice, et, suivant que celle-ci sera suffisante ou insuffisante, nous assisterons à l'établissement d'un nouvel équilibre physiologique dans le milieu nouveau, ou à l'éclosion des troubles fonctionnels qui caractérisent le « Mal des Altitudes ».

Ce qu'est ce mal, les excursionnistes en montagne et les aéronautes peuvent le dire. Les troubles éprouvés par les uns et les autres sont assez semblables comme nous allons le rappeler brièvement — tout au plus diffèrent-ils dans la précocité de leur apparition.

Le Mal des Montagnes est caractérisé par des troubles qui présentent quelque analogie avec les symptômes du mal de mer. Ils consistent en faiblesse musculaire, fatigue, essoufflement, accélération des battements du cœur, tintement d'oreilles, vertiges, nausées, vomissements, et quelquefois hémorragies des muqueuses lorsque l'altitude est plus élevée. Désigné suivant les pays sous les noms de pouna, paramo, saroche, bies bootie, il apparaît à des altitudes variables suivant les pays ; vers 3.000 mètres dans les Alpes, vers 4.000 mètres dans la Cordillière des Andes. Cette différence, rapportée par les uns à la limite des neiges éternelles, est expliquée selon d'autres par le froid et la plus ou moins grande obliquité des pentes des montagnes.

Sans insister sur le cas de ceux qu'une tare de l'un quelconque des grands systèmes organiques prédispose à son apparition plus précoce, l'énergie musculaire et l'effort dépensés par l'organisme sain au cours de l'ascension, l'essoufflement qui en résulte et les modifications qu'il détermine dans les échanges respiratoires, le froid aidant, expliquent amplement sa production.

Ces facteurs faisant défaut chez les aéronautes, on s'explique aisément l'apparition plus tardive chez eux de ces différents troubles.

Une ascension en ballon altère les fonctions de l'organisme, au-dessus de 5.000 mètres notamment. La respiration, peu modifiée au début, devient de plus en plus fréquente, l'inspiration est plus pénible et plus profonde ; les mouvements de la cage thoracique sont légèrement exagérés.

Côté digestif, on note l'apparition de la soif et du manque d'appétit, des nausées, des vomissements, parfois de la diarrhée et plus souvent une dilatation des gaz intestinaux ; « la gêne qu'ils occasionnent interviennent pour une certaine part dans la pathogénie du mal en ballon » (Soubies).

Plus considérables que les précédentes sont les altérations de l'énergie musculaire ; elles se traduisent par une diminution de la résistance à la fatigue, par un affaiblissement musculaire, par un engourdissement qui persiste même un certain temps après le retour au sol.

« Les troubles circulatoires sont également importants. On observe d'abord l'accélération du pouls, les battements dans les tempes, les bourdonnements d'oreilles et ces symptômes précèdent l'apparition de tous les autres. Le pouls devient ensuite irrégulier, dicrote et atteint parfois 130 à 140 pulsations par minute. Les opinions diffèrent en ce qui concerne la mesure de la pression artérielle : dans les ascensions en montagne il y a également des résultats contraires. Les palpitations surviennent d'une façon constante. Suivant certains auteurs le cœur bat à être entendu. L'angoisse cardiaque est également signalée. On remarque la congestion du système veineux surtout à la face qui devient rouge, puis violacée, vultueuse ; les lèvres sont bleuâtres gonflées. Cette congestion veineuse est la cause des syncopes qui se produisent lorsqu'on se baisse dans la nacelle. Les hémorragies des différentes muqueuses ne sont pas rares aux grandes hauteurs.

Parmi les symptômes nerveux, on note la céphalalgie, une impression de torpeur, de l'engourdissement. Les étourdissements surviennent ensuite, puis les troubles des organes des sens : l'ouïe et la vue sont diminuées.

Une tendance à l'inertie, une sensation de bien-être, de désintéressement, une prostration très manifeste qui s'accompagne d'une tendance invincible au sommeil et à laquelle succède quelquefois une excitation violente, caractérisent les troubles psychiques. » (Soubies).

Différentes théories pathogéniques ont été émises pour expliquer ces troubles.

Nous avons déjà envisagé celle de l'*anoxhémie* de Jourdanet et P. Bert, toujours en faveur. Elle repose sur ce principe énoncé par P. Bert que : « 1° « La pression atmosphérique n'agit pas par elle-même, elle n'intervient que par ce fait qu'elle diminue la tension de l'oxygène. La pression barométrique ne fait rien, la tension de l'oxygène est tout. »

Et 2° sur ce fait « qu'en vase clos, à une pression inférieure à une atmosphère, la mort survient lorsque la tension de l'oxygène de l'air est réduite à une certaine valeur qui est constante pour chaque espèce ou qui, du moins, oscille dans de faibles limites autour d'une moyenne ». — « La mort n'est pas due à l'acide carbonique car l'air contient encore vers la fin de l'expérience, une assez grande quantité d'oxygène, en moyenne 12,5 à 17 p. 100, mais la tension de ce gaz a diminué et suffit à produire la mort. »

Les heureuses déductions pratiques qu'a fait naître cette théorie ont permis aux aéronautes d'accéder sans malaises à de hautes altitudes grâce aux inhalations d'oxygène.

Le fait « qu'un animal placé sous la cloche d'une machine pneumatique et sur le point de mourir par suite de la grande diminution de pression, est ranimé lorsqu'on introduit un gaz inerte qui rétablit cette pression », fait contrôlé dans la suite par Gorgeu qui utilisa l'hydrogène dans ce but et constata chaque fois une amélioration sensible de l'état du patient, a fait dire à Germe que la diminution de la pression était la cause de certains accidents. « Il est assez vraisemblable d'admettre, dit Germe, que si l'anoxyhémie joue un rôle prépondérant dans la production du mal en ballon, la diminution de pression a également son importance. »

La théorie de Mosso, sur *l'acapnie,* insuffisance de l'acide carbonique dans le sang par suite de la raréfaction de l'air, est basée sur un certain nombre de faits vérifiés au cours des ascensions et au laboratoire.

Contrairement à la remarque de P. Bert établissant que « les variations de l'acide carbonique sur les hautes montagnes sont considérablement plus étendues que celles de l'oxygène » et à la loi suivant laquelle « un animal placé dans une atmosphère raréfiée au tiers et composée cependant de deux tiers d'oxygène ne devrait pas mourir », Mosso constate que dans ce cas il n'en est pas ainsi, mais qu'il y a augmentation de la fréquence de la respiration, apparition de somnolence et de malaises. Il attribue ces phénomènes à la diminution de l'acide carbonique, à l'acapnie.

Après avoir ranimé avec quelques litres de CO_2 des animaux placés sous la cloche de la machine pneumatique lorsque la diminution de la pression va causer leur mort, il conclut « que l'acide carbonique agit en stimulant le cœur, qu'il fait contracter les vaisseaux, augmenter l'amplitude des inspirations développant ainsi la ventilation pulmonaire ».

D'autre part la somnolence, l'état de dépression des

centres nerveux moteurs, sensitifs et psychiques observés pendant que la tension propre de l'oxygène reste constante, de même que le vomissement, dépen. dent de la diminution subie par la quantité d'acide carbonique du sang.

Cette théorie est vérifiée par l'influence bienfaisante des inhalations de CO_2 lorsque ces troubles apparaissent. Agazotti a établi d'autre part sur lui-même, en 1906, que l'homme peut arriver à l'altitude de 14.582 mètres, correspondant à la très faible pression de 122 millimètres de Hg sans ressentir le moindre trouble s'il respire un mélange contenant 13 p. 100 d'acide carbonique pour 87 p. 100 d'oxygène. Dans ces conditions, « la ventilation pulmonaire devient plus active et la proportion des gaz du sang se modifie peu ».

En dehors de ces théories principales, d'autres auteurs ont invoqué soit la dilatation des gaz intestinaux aux altitudes qui, refoulant le diaphragme, gênerait l'aspiration thoracique, soit l'action du vide pleural. Lorsque la pression barométrique baisse, « il ferait diminuer l'aspiration thoracique, gênerait la béance des veines et faciliterait la stagnation dans le système veineux pulmonaire. — Cette théorie est assez voisine de celle défendue par Germe qui explique le mal des altitudes par l'*anhémospasie,* c'est-à-dire par le défaut d'aspiration du sang dans les poumons ; la pression s'affaiblissant dans les vaisseaux pulmonaires sous l'influence de la raréfaction atmosphérique.

La théorie basée sur la fatigue ne peut s'appliquer

au cas des aéronautes. Son absence chez eux peut, au contraire, expliquer en partie ce fait que le mal en ballon survient à une altitude plus élevée que le mal des montagnes. Elle est, on le sait, un des facteurs essentiels de la production de ce dernier.

Le froid ne peut agir que comme adjuvant et pour hâter l'apparition de certains symptômes, notamment des troubles locomoteurs. Il pourrait occasionner des réactions vaso-motrices bien déterminées mais le champ de son influence, par suite des variations consécutives de la circulation sont réduits par le port des vêtements chauds.

En résumé, si l'on groupe ces différentes actions, notamment celles de la diminution de pression atmosphérique, de la diminution de l'oxygène et de l'acide carbonique, on peut expliquer le mode de production du mal des altitudes. Elles agissent sur l'organisme par la dénutrition des tissus, par leurs réactions nerveuses et vaso-motrices propres, par les altérations des reins constatées par Guillemard et Moog, le ralentissement de ses fonctions et l'auto-intoxication qui en résulte.

L'intérêt qui s'attache aux troubles de l'organisme suivant l'altitude chez les ascensionnistes en montagne ou en ballon est encore plus réel chez l'aviateur.

Il reste évidemment soumis aux influences atmosphériques que nous avons considérées. Mais les troubles qu'elles occasionnent peuvent être singulièrement modifiés, tant dans la précocité de leur apparition que dans leur intensité, par l'intervention de causes perturbatrices nouvelles. Le froid et le vent résultant de

3

la vitesse de l'appareil et du souffle de l'hélice ; la fatigue produite par les mouvements et la tension nerveuse constante que nécessite le pilotage ; l'action vaso-motrice continue faisant face à la rapidité des changements d'altitude sont, en effet, autant de facteurs nouveaux capables d'imprimer aux troubles ressentis par l'aviateur une physionomie tout à fait spéciale.

Voyons donc ce que peut être le « Mal des Aviateurs ».

CHAPITRE IV

Le Mal des Aviateurs. — Etude subjective.

———

Les impressions qui peuvent naître d'une ascension en avion ont été décrites bien des fois, soit par les premiers pilotes, soit plus souvent par les passagers qui ont eu le privilège envié, malgré son danger, de les accompagner.

M. Fernand Momméja, dans *Le Temps,* a retracé très poétiquement les différentes phases de son ascension avec Sommer et le piquant de sa rencontre aérienne avec M. Painlevé que pilotait le populaire et regretté Legagneux. « Après sa promenade, dit-il, quand l'oiseau a voulu regagner son nid, et à ce moment, j'ai vécu, sans exagération, une des minutes les plus exquises de ma vie. Par un vol plané, nous sommes descendus à terre, devant le hangar même qui abrite le biplan. Cette descente silencieuse dans les airs est la phase de l'expédition qui m'a laissé la plus forte impression ; j'avais souvent volé en songe, et mes rêves se trouvaient réalisés. »

Le regretté lieutenant Bague, à son tour, a décrit la sensation douce et moelleuse du décollage, du glissement de l'avion dans l'air, l'émotion de la descente et le petit serrement de cœur qu'elle lui a fait éprouver.

Est-elle assez édifiante, cette relation pleine « *d'humour* » qu'a faite d'un voyage en avion, dans le *Journal des Praticiens* le Dr Balencie ? — « A peine envolé un sentiment de sécurité déconcertante vous empoigne. Qu'elle est moelleuse la mauvaise planchette sur laquelle vous avez pris place, posée sur ses ressorts d'azur, et combien vous apparaît inconfortable le meilleur des coussins du plus suspendu des sleeping-car, où tous les vingt mètres, le toc-toc des rails vient vous rappeler vos adhérences terriennes ? Une sensation de légèreté indicible vous envahit, la morphine seule donne la semblable, et noyé dans l'air, inconscient de la force qui vous emporte sans heurts, sans secousses, sans même une trépidation, il vous semble graviter lentement dans l'espace et vous regardez la terre fuir sous vos pieds avec ses champs, ses bois, ses prairies, dans cette quiétude parfaite que vous connaissez à la lune quand, par les beaux soirs où il fait clair, tournée vers nous elle ouvre béatement ses grands yeux ronds. — Tout se rapetisse : les maisons deviennent les petits cubes peints avec lesquels jouent les enfants ; les fossés, les routes, des lignes tracées par un gros crayon. Quelques vagues humanités, comme disait Tailhade, rampent à la surface du sol ; un troupeau de moutons grouille dans un pré comme de la vermine sur un morceau de roquefort ;

un charretier et ses chevaux me rappellent les atte-
lages de hannetons qui me valaient des pensums au
collège. Seul, moi je demeure moi-même avec mes
dimensions, plus grand que tout ce que je domine, et
ce n'est vraiment que dans les airs que l'homme se
sent le roi de la nature, et cette pensée d'orgueil con-
duirait la bête à la folie, si la raison ne cessait de
vous crier à l'oreille par la voix du moteur : « Pourvu
que ça dure », car, si l'œil regarde, l'oreille ausculte
constamment le cœur de l'oiseau, craignant la fatale
syncope. — Ah ! qu'elle est terrible la myocardite
des cylindres ! Quand l'arythmie se manifeste, symp-
tôme prémonitoire de la chute finale au-dessus d'un
bois, de terres labourées, de trous profonds, d'obsta-
cles de toutes sortes, trop durs pour les pauvres
petites pattes caoutchoutées de nos grands oiseaux,
qui ne savent pas encore se poser doucement. Ah !
que l'on voit vite alors le perchoir uni, tout près ou
très loin dans lequel il faut atterrir. Combien on est
heureux d'être haut, très haut, pour pouvoir y arriver
tout doux en un vol plané, car le danger est là, là seulement, dans le heurt brusque de l'appareil contre le
sol ; et si l'homme n'a pas de défaillance, le danger
ne doit pas être : le pilote peut graduer sa descente,
la rendre aussi douce qu'il le veut. L'accident doit
être seulement l'apanage des machines qui cassent en
l'air et elles ne casseront plus si on ne leur demande
pas l'impossible, une vitesse supérieure à la résistance des matériaux, et ceux-là seuls ont payé ou
paieront de leur vie qui n'ont pas su ou ne sauront
résister à l'impatience d'un retour rapide au sol, ou

qui, voulant faire frémir les foules par ces atterrissages foudroyants, évitent la catastrophe par des
tours d'acrobate qu'on ne répète pas impunément.

Quel sera, continue le Dr Balencie, l'avenir de
l'aéroplane ?... Sans parler des jambes cassées qu'il
nous donnera l'occasion de soigner, ne devons-nous
pas encourager cette nouvelle branche ?

Nous qui avons tout essayé en thérapeutique, les
yeux d'écrevisse, la corne de cerf, le radium et l'air
chaud, ne pourrions-nous pas tirer quelque profit des
promenades en aéroplane ? Il y a tant de choses qui
ne guérissent pas sur terre ; ne pensez-vous pas qu'on
pourrait essayer de les traiter en l'air ?

Que diriez-vous de ces stypages d'air froid, seul
côté désagréable de la locomotion nouvelle appliquée
au traitement des migraines rebelles des petites
femmes ? — Une chute de quelques cents mètres en
vol plané conviendrait à tous les excités, à tous les
violents. Les constipés chroniques se trouveront bien
des vaporisations d'huile de ricin qui font le désespoir des pilotes qui usent de ce lubréfiant pour leur
moteur. — Tous les neurasthéniques, les ennuyés de
la vie, les gens à phobies, manies, auxquels nous pres-
crivons de fuir notre cabinet retireront un sérieux
avantage de ces promenades. »

Ainsi donc, d'après les récits qui précèdent, le
voyage en aéroplane ne procure que des sensations
délicieuses à ceux qui participent à ces « glissades
aériennes ». Tous ceux qui ont été enlevés dans les
airs « à bord de biplans ou de monoplans, tous sont
unanimes pour affirmer combien paraît agréable au

débutant, ce déplacement à grande vitesse au-dessus du sol, dans le bruit de mitrailleuse, du moteur et le vrombissement de l'hélice. Les pilotes qui ont le souci de la direction et sentent bien que leur existence dépend d'une fausse manœuvre, ne sont pas aussi optimistes ». Cela s'explique « par les efforts physiques et intellectuels véritablement extraordinaires, car ils s'opèrent dans des conditions, auxquelles l'organisme n'est pas primitivement adapté, que nécessitent les vols aux altitudes élevées ». Sans compter encore, ainsi que le fait remarquer Morane, « l'impression fâcheuse née de l'évolution trop rapide d'un sens vers un autre des courants aériens et des nuages, et qui peut aboutir à la production du vertige ».

Cette impression n'est pas la seule. D'autres l'accompagnent, de plus en plus nombreuses à mesure que croissent l'altitude, les vitesses d'ascension et de descente. Elles gâtent le charme avoué par les précédents auteurs à la suite de leurs voyages aux altitudes relativement basses du début de l'ère de l'aviation.

Après interrogatoire de quelques-uns des pilotes, d'ailleurs assez peu nombreux de cette époque, MM. Cruchet et Moulinier les ont groupées dans le rapport qu'ils ont déposé à l'Académie des Sciences en 1911 sur le Mal des aviateurs.

« Dans la montée, disent-ils, la respiration devient plus courte aux environs de 1.500 mètres, par conséquent à une hauteur moindre qu'avec les ballons : le cœur bat plus vite, mais, habituellement, il n'y a pas de palpitations ; il n'existe pas à proprement parler, de nausées ou de sensation de gonflement du ventre comme dans certaines ascensions en montagne, mais un léger malaise que Morane attribue à « l'angoisse et à la grande solitude que l'on ressent ». Vers 1.200 mètres l'hypoacousie apparaît : le crépitement du moteur diminue et ce phénomène très net par temps sec augmente par temps nuageux ou brumeux. Les bourdonnements d'oreilles, d'ailleurs légers, ne se montrent qu'à une altitude plus élevée, vers 1.800 mètres, moins haut chez les novices ; il y a évidemment une question d'accoutumance ; mais, même à 1.800 mètres, ce phénomène se produit plus bas que dans les ascensions ordinaires en montagne. Les vertiges ne sont accusés par aucun aviateur.

La vue est toujours très nette ; les hallucinations visuelles que nous avons observées chez un aviateur sont exceptionnelles. Par temps clair et légère brume, le soleil en se reflétant sur la brume comme sur une glace rend comme aveugle et gêne considérablement, surtout dans les remous, la direction de l'appareil.

Une légère céphalée, encerclant les tempes, se montre à partir de 1.500 mètres chez les aviateurs entraînés ; chez les novices, elle apparaît au-dessous de cette altitude. Cette céphalée, en casque, devient très pénible à partir de 3.500 à 4.000 mètres, presque intolérable.

Le froid devient vite pénible à partir de 2.000 mètres.

Quand on dépasse 1.000 à 1.500 mètres, on est pris d'une envie violente d'uriner.

Au-dessus de 1.000 mètres, et surtout au-delà de 1.500 mètres, les mouvements volontaires sont plus

nerveux et saccadés (Morane) ; le froid, l'essoufflement léger qui se produit à ce moment, les contrac-
tions plus rapides du cœur, la réverbération du soleil
et les troubles de l'ouïe, auxquels il faut adjoindre la
tension nerveuse et la fatigue, suffisent à expliquer
ces modifications motrices.

Dans la descente, le cœur bat beaucoup plus fort
sans paraître s'accélérer, mais les palpitations, qui
ne tardent pas à être ressenties, augmentent à mesure
que la descente se précipite. Il est difficile de se rendre
compte de ce qui se passe du côté de la respiration, à
cause de la rapidité de la chute en vol plané qui fait
parcourir 3 à 400 mètres à la minute, et provoque une
sorte d'angoisse comparable à la sensation de vide
qu'on éprouve quand on se trouve dans un ascenseur
qui descend très vite. Les bourdonnements et sifflements d'oreilles tendent à s'accroître vers la fin de
la descente ; il en est de même de l'envie d'uriner,
qui devient de plus en plus impérieuse ; mais les phénomènes, particulièrement intenses, qui dominent et
augmentent nettement à mesure qu'on se rapproche
du sol, sont :

1° La sensation de cuisson à la figure, de rougeur et
de forte chaleur à la face, due surtout à l'action du
froid : les yeux piquent, sont injectés, les narines
sont humides, sans épistaxis à proprement parler.

2° La céphalée.

3° Une très grande tendance au sommeil. Dans cette
descente vertigineuse, l'angoisse étreint l'homme le
plus fort, la peur elle-même le surprend à certaines
secondes, elle est heureusement presque toujours de

très courte durée, mais la pensée et l'image de la mort sont constamment présentes à l'esprit. Une véritable torpeur intellectuelle saisit alors l'aviateur, torpeur qui se continue après l'atterrissage. On a vu des aviateurs dormir, pendant plusieurs heures, d'un sommeil d'où rien ne les pût tirer.

Après l'atterrissage, ces phénomènes s'atténuent progressivement, même les bourdonnements et sifflements d'oreilles, qui ont présenté une intensité inaccoutumée au moment même de l'atterrissage. »

L'aviateur peut donc éprouver de nombreux malaises à tout instant du vol. Mais y est-il fatalement exposé ? Certains sujets ne jouissent-ils pas, vis-à-vis de ces troubles, d'une immunité spéciale, inhérente à leur tempérament, et qui peut, d'ailleurs, être acquise par l'entraînement ? D'autre part, un vol avec montée et descente relativement lentes peut-il les occasionner ?

L'interrogatoire des pilotes nous fournit des réponses plutôt dissemblables. Si quelques-uns, se faisant une barrière de leur amour-propre d'aviateur, nient de façon formelle et définitive avoir éprouvé jamais le moindre malaise, d'autres, par contre, et ils sont nombreux, se montrent moins réservés et nous avouent y avoir été sujets à des périodes variables de leur entraînement.

Malgré l'assurance qu'ils croyaient avoir d'eux-mêmes, l'émotion les gagnait dans leurs premiers vols ; une sensation fugace de peur suivait, qui les rendait nerveux, ou semblait paralyser momentanément leurs mouvements. Pour expliquer ces phéno-

mènes, ils invoquaient l'appréhension que leur cau-
saient les remous provoqués par la chaleur, le vent
ou par la traversée des nuages, l'inclinaison accentuée des virages, les spirales continuées toujours dans
le même sens pendant la descente. Ou bien ils ont été
sujets à de légers vertiges, dont ils ne se sont rendus
compte que par leurs conséquences : Tel pilote, à
notre connaissance, par exemple, était pris de défaillances subites en l'air : les amplitudes anormales,
involontairement produites, des oscillations de son
altimètre les lui signalaient. Tel autre, cité par
M. Jacques, « bon pilote, pourvu d'une longue expérience de la navigation aérienne et sujet à des vertiges
en avion, confiant en la stabilité de son appareil, aban-
donnait les commandes pendant les deux ou trois minutes (?) que durait son éblouissement ».

Un certain nombre, en dehors de ceux que nous
avons soignés pour des vomissements fréquents très
rebelles, se produisant en l'air à l'occasion de chaque
envolée et après leur retour au sol, nous ont dit qu'ils
avaient éprouvé parfois un véritable « mal de mer »,
avec nausées pénibles, lorsque leur vitesse d'ascension avait été plus grande que d'habitude ou leur
appareil fortement ballotté.

La plupart ont insisté particulièrement sur la sensation étrange, angoissante, mais de courte durée, qui
accompagne dans le remous de chaleur le soulève-
ment de leur appareil par une vague d'air chaud et
plus encore sa chute dans un trou d'air froid. A ce
moment, disent-ils, leurs forces semblent les abandonner, leurs jambes se dérober ; leurs mouvements

sont imprécis, mous, plein de maladresse ; ils pâlissent, leurs oreilles sonnent, leur vue paraît s'obscurcir un instant. Ce léger éblouissement pourrait aller jusqu'à la syncope si la chute dans ce trou d'air se prolongeait.

Cette sensation, née d'un réflexe d'inhibition, et que nous avons partiellement éprouvée, est caractérisée par l'arrêt de la respiration en inspiration, le ralentissement des battements du cœur, qui redeviennent plus rapides d'ailleurs sitôt que la cause a cessé d'agir. C'est la sensation que l'on éprouve à la descente rapide d'un ascenseur. Mais chez l'aviateur, qui se sait isolé dans l'espace, que la peur peut étreindre à cette minute, et chez qui elle acquiert une intensité inaccoutumée, en rapport d'ailleurs avec l'amplitude et la brusquerie plus grandes des mouvements, elle peut être très grave de conséquences.

Les troubles auriculaires, tintements, bourdonnements d'oreilles, assourdissement par les bruits du moteur, sont relatés enfin par un assez grand nombre, à la montée ou à la descente, et à des hauteurs différentes pour chacun d'eux. Beaucoup ont noté l'amélioration passagère de l'audition qui suit la sensation de choc auriculo-tympanique produit par le mouvement de déglutition.

La plupart de ces troubles s'atténuent avec l'entraînement. Ceux seuls qui intéressent l'oreille, semblent devoir faire exception à cette règle ; il n'est pas rare, en effet, de constater un certain degré de surdité, ou, du moins, une diminution de l'audition chez les pilotes qui ont une grande pratique de l'aviation.

Dans leur production, des prédispositions évidentes résultent de l'âge avancé, du tempérament, de la mauvaise hygiène diététique et physique. Sous l'influence des ans, les artères, « dont chacun porte l'âge », perdent de leur élasticité, de leur contractilité, de leur rétractilité. Les excès de toutes sortes, l'auto-intoxication qui en résulte, les infections, favorisent également leur évolution scléreuse. Les modifications que cette sclérose apporte à la régulation vasomotrice, dont les effets doivent se manifester si précis et si rapides chez l'aviateur, expliquent la néfaste influence de ces causes.

Persuadé que l'aviateur le meilleur ne peut analyser suffisamment ses sensations, trop absorbé qu'il est par la surveillance de son appareil en vol, et désireux de classer ces différents malaises pour en établir la fréquence, nous avons volé de nombreuses fois en 1913-1914 pendant notre stage au Centre d'aviation militaire d'Epinal, et pendant la guerre.

Dans l'exposé de nos impressions, nous n'insisterons pas sur ce charme extraordinaire que provoque un voyage en aéroplane, ni sur l'impression excessivement agréable à laquelle il donne lieu. Ils transparaissent clairement dans les descriptions que nous avons relatées précédemment. Nous les avons éprouvés nous-même et le « *c'est épatant, c'est merveilleux* » que « *crient* » à leur retour au sol ceux qui viennent de recevoir le « baptême de l'air », traduisent mieux encore que le plus parfait récit, la réalité de cet enchantement. Il domine et masque d'abord les autres impressions qui apparaissent progressivement au cours de la montée.

A peine s'est-on remis de la légère émotion produite par le bruit du moteur que l'on vient de mettre en marche et d'essayer, que déjà l'appareil roule, sautille légèrement et « *décolle* ». Son glissement est infiniment doux : il monte. — Sa montée doit être rapide, car les objets que l'on survole et qui se présentent successivement à notre regard apparaissent de plus en plus petits. L'altimètre indique bientôt 500..... 700 mètres. Est-ce possible ? Cependant, à cette dernière altitude les objets ne nous paraissent pas plus éloignés que si nous les regardions du haut de la Tour Eiffel par exemple. Nous n'en pouvons croire nos yeux. Le défaut de contact avec le sol, dont la vue perspective ne peut être obtenue, est la cause de ce trouble visuel du sens de l'altitude, qu'une grande habitude du vol permet seule d'acquérir. Le vent, produit par la seule vitesse de l'appareil ou intensifié par la rotation de l'hélice antérieure, tractive, fouette agréablement le visage, du moins pendant la saison chaude. L'oreille s'est habituée aux bruits du moteur qui ne sont plus assourdissants. L'appareil semble collé sur l'air, très stable ; à peine s'il vibre lorsqu'il est bien réglé : l'éventualité d'une chute à tout instant apparaît impossible, tellement paraît grande la sécurité. Bref, l'impression de début, que l'on pourrait croire terrifiante, est simplement exquise.

Mais bientôt se manifeste à des hauteurs, variables évidemment suivant la saison, la première sensation désagréable ; elle est occasionnée par le froid qui devient de plus en plus vif. Il arrive bien, parfois, que l'on traverse, non sans en ressentir les remous, des zones plus chaudes, mais elles n'en rendent que plus sensibles les effets du froid. On les atténue grandement en se couvrant bien.

A partir de 1.400 à 1.500 mètres en moyenne, il est possible de percevoir une *sensation de sécheresse de la bouche* et des cavités nasales. Elle tient plus à la ventilation qu'aux modifications, à cette faible altitude, de l'état hygrométrique de l'air. L'*angoisse pharyngée* qu'elle détermine, oblige de plus en plus à des mouvements de déglutition qui, en débouchant la trompe d'Eustache, permettent d'apprécier l'impression assez particulière et peu définissable d'*oppression labyrinthique*, de *plénitude auriculaire* qui se produit aux altitudes et de se rendre compte de l'existence des *bourdonnements d'oreilles*.

Ces bourdonnements naissent à différentes hauteurs, de 1.500 à 2.000 mètres en moyenne : plus tôt si le moteur est à l'arrière, qu'il soit fixe (comme dans le M. Farman, le Voisin, par exemple) ou **rotatif** (ancien H. Farman, moteur Gnôme, par exemple), que si le moteur est à l'avant, fixe (Spad-Hispano, par exemple) ou rotatif (Nieuport, Sopwith-Rhône, par exemple) ;

Plus tôt également, et quelle que soit leur position, antérieure, latérale ou postérieure avec les moteurs fixes qu'avec les rotatifs, dont le ronflement, presque musical, est moins pénible et casse moins les oreilles.

Plus tôt, enfin, si la montée est plus rapide. Nous avons noté 1.500 mètres en **monoplan Blériot**, pourvu

cependant d'un moteur Gnôme 80 HP à l'avant, et
2.000 mètres sur biplan Maurice Farman, moteur fixe
à l'arrière de 80 HP : la vitesse d'ascension sur Blériot
ayant été une fois et demie plus rapide qu'en Farman,
en juin 1914.

Il n'est pas possible d'apprécier en avion, sinon la
diminution de l'audition, du moins la *paracousie* constatée en ballon ; et si, dans le vol, les bruits, toujours
parfaitement perçus du moteur, assourdissent moins,
semblent gêner moins, il faut voir dans ce fait plutôt
une accoutumance qu'un amoindrissement de l'audition. Dans plusieurs ascensions sur Blériot ou
sur Caudron G 4, plus rarement sur Farman,
nous avons ressenti, vers 2.000 mètres, des
battements se produisant *par salves*, d'inégale
durée et non rythmés ; une seule déglutition ne
les faisait pas disparaître, plusieurs étaient nécessaires. Ils résultent de la rapidité plus ou moins
grande d'établissement de la compensation tympano-
labyrinthique par les vaso-moteurs suivant la vitesse
ascensionnelle, plutôt que du traumatisme acoustique
produit par les bruits du moteur, puisque nous les
avons également ressentis au cours de descentes rapides, moteur arrêté.

Si l'on songe qu'en ballon, la sécheresse de la bouche et l'angoisse pharyngée n'apparaissent que vers
4.500 mètres, la sensation de plénitude auriculaire
vers 1.800, les bourdonnements vers 3.000 mètres, on
est bien obligé de reconnaître cependant que la ventilation intense, dont il est souvent l'objet et qui fait
toujours défaut chez l'aéronaute, et surtout que ce

traumatisme acoustique, jouent un rôle très important dans la production de ces mêmes troubles qu'ils rendent plus précoces chez l'aviateur.

La même sécheresse de la gorge semble précéder de peu l'apparition, vers 1.800 mètres, au lieu de 4.000 en ballon, d'une *gêne respiratoire* particulière que nous avons toujours ressentie à la même altitude quelle que soit la rapidité de la montée. Cette gêne se manifeste à l'inspiration qui devient faible, courte, difficultueuse, et que l'on se sent obligé d'approfondir de temps en temps en s'aidant de ses muscles inspirateurs supérieurs. L'expiration, qui se fait dans un air de moins en moins dense, se trouve au contraire facilitée. La *respiration s'accélère* donc à mesure que l'on s'élève.

Dès l'instant du départ, le *cœur accélère ses battements ;* la palpation du pouls, que l'on trouve rapide et petit, l'établit parfaitement. Cette accélération, ainsi que nous l'établirons plus loin, dépend de la rapidité d'ascension.

Nous avons parfois perçu, vers 1.800 à 2.000 mètres, des *battements artériels au niveau des tempes :* à ce moment nous avions, paraît-il, la *face quelque peu congestionnée.* Ceci nous est arrivé, en particulier au cours d'une ascension en Blériot (obs. n° 2) ; parti sans manteau par une chaude température au sol, nous avons eu tellement froid en traversant d'épais nuages chargés de grêle, que nous cherchions à nous abriter derrière le dos du pilote et au fond de la nacelle pour nous soustraire au violent courant d'air de l'hélice. Cette congestion **périphérique**, dont l'ap-

4

parition est signalée vers 5.000 mètres dans les ascensions en ballon, mais qui est beaucoup plus précoce en avion, est la conséquence de la vaso-dilatation périphérique qui succède à la vaso-constriction primitive des petits vaisseaux sous l'influence du froid. Elle s'observe peu, à présent que les aviateurs se couvrent chaudement et protègent leur visage. Elle joue vraisemblablement un rôle très important dans l'étiologie de la *céphalée*, surtout frontale avec *serrement des tempes*, qui apparaît généralement vers 2.000 mètres, plus tôt si la montée est plus rapide, et n'est pas occasionnée par le poids du casque d'aviateur, comme le prétendent certains pilotes. L'enlèvement de notre casque et de nos lunettes au cours de notre ascension en Blériot (obs. n° 4) ne l'a pas fait disparaître. Son apparition, d'autre part, ne semble pas favorisée par une débilité gastro-intestinale.

Personnellement nous n'avons jamais éprouvé les nausées ni la sensation de gonflement du ventre accusées par les aéronautes.

Avec la montée, les mouvements deviennent plus nerveux et comme saccadés ; nous avons surpris même, à l'occasion des mouvements précis de nos expériences, un *tremblement menu des extrémités* digitales, parfaitement sensibles malgré leur sécheresse.

La sensation de torpeur, la tendance à l'inertie qui apparaissent vers 3.000 mètres chez les aéronautes nous sont personnellement inconnues. Il nous a été permis toutefois de l'observer chez des aviateurs qui ont tenu l'air quatre heures ou plus pour un bombardement et qui ont dû fortement réagir contre la fatigue qui les gagnait. La tension nerveuse nécessaire à l'aviateur dans ce cas n'est pas étrangère à ces troubles.

Quant au besoin impérieux d'uriner, souvent impossible à satisfaire, qu'accusent de nombreux aviateurs, nous l'avons éprouvé quelquefois, mais peu intense : il ne semblait le devenir qu'après la descente, dès le retour au sol.

Pendant le *vol horizontal* à l'altitude maxima atteinte, exception faite de ces derniers troubles qui dépendent surtout de la durée du vol, ces diverses sensations paraissent s'atténuer. La cause en est dans l'établissement d'un équilibre physiologique aux conditions ambiantes nouvelles, suivi d'une accoutumance rapidement acquise. Cependant, lorsque survient un incident quelconque, remous ou exercices divers, irrégularités de moteur, de suite reparaissent de légers troubles respiratoires et cardiaques, d'origine émotive et reflexe, disparaissant vite du reste. Nous n'avons jamais éprouvé de vertiges dans un vol horizontal normal.

Considérons à présent *la descente*. Les sensations variées qu'elle nous procure sont d'autant plus nettes qu'elle est plus rapide, plus mouvementée. C'est dire qu'elles relèvent non seulement de la brève déséquilibration physiologique de l'organisme dans un milieu essentiellement et rapidement changeant, mais aussi d'un facteur nerveux, émotif, très net, que ne doit nier, à notre avis, aucun pilote.

Leur assurance peut être très grande ; n'empêche

qu'à certaines périodes de la descente, qu'ils font presque toujours rapide, « fatigués qu'ils sont d'être en l'air et pressés de revenir au sol » l'angoisse peut étreindre les plus entraînés et une crainte soudaine développer chez eux une émotivité reflexe indéniable. L'apparition ou l'exaltation de réactions anormales, dans les domaines circulatoire et respiratoire surtout, en est la conséquence. La respiration semble manquer un instant, après une brusque inspiration, contenue comme s'il y avait apnée, puis reprend rapide ; le cœur, momentanément ralenti, s'accélère à nouveau, précipite ses battements qui sont plus forts, palpite parfois : dans une attitude crispée, inconsciemment adoptée, qui lui permet néanmoins de gouverner son appareil, le sujet attend ce qui va arriver. Puis tout rentre dans l'ordre, la cause de cette réaction ayant cessé d'agir. Ces troubles, qui s'atténuent d'ailleurs avec l'entraînement, peuvent ne durer que quelques secondes et ne pas influencer le vol ; mais combien de fois, semble-t-il, devons-nous les invoquer dans les accidents dits « inexpliqués », ou mis sur le compte d'une « faute de pilotage », survenus à de bons pilotes à bord d'excellents appareils. Ils ne sont que des manifestations paroxystiques des réactions normales occasionnées par la descente et que nous allons décrire.

Le pilote vient de dire de s'attacher, si ce n'est fait ; de ne rien craindre. Il réduit les gaz ou « coupe » l'allumage ; l'appareil s'incline en avant, la descente commence. Combien émotionnant est cet instant, pour le novice surtout qui ne peut se récuser des sensa-

tions dont nous venons de parler. On est surpris de
ne plus entendre le moteur aux bruits duquel on s'était
vite habitué, au point parfois de ne plus être gêné par
eux. D'autre part, la vue de l'appareil qui s'incline
en avant et pique vers le sol impressionne d'autant
plus que les renseignements fournis par le sens musculaire viennent d'être brusquement inversés. Et l'association de ces sensations neuves, auriculaires,
visuelles, musculo-tendineuses, fait naître, du moins
chez le passager qui ne connaît rien des intentions du
pilote, moins la sensation de vertige que la crainte
instinctive et momentanée d'une chute possible. Puis,
très rapidement, l'adaptation se fait au nouveau mouvement et cette impression disparaît.

L'audition, redevenue un instant plus claire, par
suite du ralentissement ou de l'arrêt du moteur, s'as-
sourdit de nouveau ; les sensations de plénitude et de
tension auriculaires, et parfois de battements par
salves, synchrônes au pouls et quelquefois douloureux,
réapparaissent. Et cela avec d'autant plus de précocité et d'intensité que la descente est plus rapide. La
lenteur relative d'établissement de la compensation
tympanique nécessitée par l'augmentation rapide de
la pression extérieure, et de la compensation labyrinthique correspondant aux variations de la pression
artérielle cranio-cérébrale expliquent ces troubles. La
preuve, c'est que le choc auriculo-tympanique, produit
par la déglutition pendant la descente et qui résulte
du rétablissement brusque de l'égalité des pressions
sur les deux faces du tympan, les fait momentanément
disparaître. Le sifflement aigu, qui résulte de la vibra-

tion des tendeurs qui haubanent les ailes, seul ou associé aux bruits du moteur fonctionnant au ralenti, en hâte simplement l'apparition ou en aggrave les manifestations subjectives.

Ces sensations, qui durent pendant toute la descente, semblent même devenir plus intenses au cours des premières minutes qui suivent l'atterrissage.

La céphalée disparaît à une altitude plutôt inférieure à celle de son apparition.

La respiration retrouve son rythme normal : ce retour progressif n'est pas complet à l'atterrissage comme le prouvent nos observations, ce qui témoigne d'une lenteur d'adaptation.

Le cœur bat plus fort, des palpitations apparaissent parfois si la descente se précipite, et notamment se fait en spirales à grand pas et court rayon, l'appareil étant très incliné. Vraisemblablement d'origine émotive, elles sont accompagnées d'une sensation de serrement des tempes, de cuisson de la face qui est rouge et dont les conjonctives oculaires sont injectées.

Le pouls redevient plus lent, plus ample, plus égal et mieux frappé.

Nous n'avons jamais éprouvé de tendance au sommeil ni de torpeur au cours de nos descentes.

Le vertige ne se produit pas dans une descente normale. Certains mouvements inhabituels peuvent cependant le provoquer. C'est ainsi que dans une descente rapide en spirales serrées au-dessus d'un bois (obs. n° II) nous avons éprouvé deux défaillances consécutives en tournant très vite la tête pour regarder successivement les extrémités des ailes de notre biplan et le sol au-dessous de nous, animé d'une **rotation folle** en sens inverse. De courte durée, elles ont disparu en levant les yeux vers le ciel et ne se sont pas reproduites dans d'autres vols et dans des circonstances semblables. Des impressions visuelles et vestibulaires discordantes, qui n'existent pas au cours d'un vol normal, expliquent cette altération de l'équilibre.

Après l'atterrissage, qui procure toujours une certaine appréhension, très justifiée du reste, et indépendamment des phénomènes précités qui disparaissent assez rapidement, fait suite une *excitation nerveuse passagère,* mais très manifeste. Elle se traduit :

1° Psychiquement par une satisfaction intense et un enchantement du voyage.

2° Sur l'appareil sensitivo-moteur par un tremblement menu des extrémités et des fibrillations musculaires (impossibilité fréquente de réaliser des mesures sphygmo-manométriques sur des passagers et surtout des pilotes venant d'atterrir ; par de l'incoordination légère des mouvements qui paraissent incertains, imprécis ; par une sensation de grande légèreté à la descente de l'appareil, analogue à celle qu'éprouvent les cavaliers lorsqu'ils mettent pied à terre, et accompagnée parfois de titubation, à type ébrieuse, cérébelleuse, vite disparue.

3° Sur l'appareil cardio-vasculaire, par des battements de cœur vite calmés ; par des congestions locales visibles surtout au niveau des extrémités, de la face, des yeux, notamment, dont les conjonctives sont injectées. Jamais nous n'avons observé de nystagmus.

4° Sur les autres appareils par une envie impérieuse

d'uriner, souvent injustifiée, et coexistant avec des douleurs lombaires, produites par la position souvent peu confortable dans la nacelle ; par une exaltation de l'appétit.

Tous ces phénomènes disparaissent assez vite, exception faite des bruits subjectifs auriculaires qui persistent un temps dont la durée varie avec la forme et la position du moteur (trois à quatre heures avec les fixes à l'arrière, une demi-heure à une heure avec les rotatifs à l'avant).

Ils laissent après eux, c'est-à-dire trois à quatre heures après le retour au sol, de la *fatigue* intense suivie d'un *sommeil* réparateur le plus souvent profond. « Ce fait s'observe nettement dans les écoles d'aviation, où l'on voit les novices, même après avoir volé comme observateurs, pas plus haut que 1.500 à 2.000 mètres et durant une demi-heure, qui s'endorment rapidement et sont tous au lit vers 20 heures ou 21 heures.

Chez les aviateurs exercés, mais qui sont restés longtemps en l'air, le besoin de repos est également urgent. La plupart reconnaissent qu'ils sont très irritables, nerveux à la descente et dans les heures qui suivent ; même les plus pondérés et les plus aimables ont alors, disent-ils, « mauvais caractère » (Cruchet).

Dans quelles proportions rencontrons-nous chez d'autres aviateurs ces principales sensations éprouvées par nous ? L'enquête est des plus délicate.

Leurs réponses présentent certaines dissemblances, selon qu'elles nous viennent du pilote ou de l'observateur.

Ils sont évidemment aussi sensibles à l'action atmosphérique, mais à entraînement égal, le pilote, à cause de la tension nerveuse et de la fatigue liées à l'exercice de son métier, sera davantage troublé. Si l'observateur est moins entraîné que le pilote, ils risquent d'être également touchés, si l'observateur ne l'est pas nettement le plus.

Enfin, en ne considérant que les pilotes, chez lesquels il y a lieu de tenir compte de certaines prédispositions par tempérament ou défaut d'hygiène générale, physique et diététique, leur ancienneté dans le pilotage permet de les classer en deux catégories.

Pour les jeunes, l'entraînement méthodique à la durée et à la hauteur, la tranquillité et la rapidité des vols sont des facteurs importants dans l'accoutumance de chacun. Pour les anciens, le vol procure bien une impression générale agréable, mais après une période d'acmé pendant laquelle ils peuvent donner leur maximum de rendement, leur puissance de travail et leur résistance à la durée et à la hauteur diminuent. Le vol leur devient de plus en plus pénible, surtout lorsque l'altitude dépasse 1.800 mètres (?) ou lorsque la dénivellation est rapide. Combien y a-t-il de pilotes de trois à quatre ans qui ne parviennent qu'à grand peine à 1.200 mètres et qui, à cette hauteur, comme d'aucuns l'affirment nettement, perdent leur confiance en eux ?

Le changement d'appareil est aussi à considérer. Parmi de nombreuses preuves, nous extrayons la suivante, typique, observée par nous : tel pilote du biplan Farman, passager d'un monoplaniste très habile sur Blériot (en 1914), relatant après une demi-heure de vol à 1.800 mètres avec descente rapide « hélice calée », des sensations neuves qu'il n'avait jamais éprouvées antérieurement. Elles sont dues, dans ce cas, aux vitesses plus grandes de montée et de descente.

Pour conclure, nous assurerons que si tous les passagers qui ont dépassé 1.500 mètres dans leurs premiers vols, chiffre croissant d'ailleurs avec leur entraînement, ont été gênés à l'une ou l'autre période du vol, par contre, on ne saurait évaluer à plus de 50 p. 100 la proportion des pilotes qui sont dans ce cas. Ce chiffre semble devoir augmenter du fait de la guerre qui ajoute à l'imprévu déjà si grand de la vie d'aviateur, la violence des émotions de la canonnade ou du combat aérien.

L'aviation ne peut donc impunément être accessible à tous. Comme elle exige de ses adeptes une constante application pour s'adapter au milieu aérien, elle ne peut convenir en vérité qu'aux êtres parfaitement constitués, forts et jeunes.

CHAPITRE V

Le Mal des Aviateurs. — Etude objective expérimentale.

Les réactions cardio-vasculaires pendant le vol (chez l'homme et chez le lapin).

Toutes ces sensations ne se produisent pas sans être précédées, accompagnées ou suivies de réactions particulières dans les différents appareils de l'organisme, et en premier lieu l'appareil circulatoire. Il était donc intéressant d'en chercher une explication dans les modifications du régime circulatoire sous l'influence des changements d'altitudes.

Les variations de la fréquence du pouls et de la tension artérielle *pendant le vol* ont été l'objet de nos recherches. Elles ont été entreprises, pour la plupart, en 1914, au Centre d'aviation militaire d'Epinal et pendant la guerre. Quelques pilotes obligeants, et à la fois curieux de connaître leurs propres **réactions,**

nous ont servi de sujets. Mais, en raison de la délicatesse d'expérimentation en l'air, nos études ont dû
porter sur nous-même le plus souvent. Ce sont donc
des résultats doublement personnels que nous allons
présenter dans les deux paragraphes suivants :

1° Le premier, relatif aux variations du pouls ;

2° Le second, relatif aux variations de la tension
artérielle ;

3° Dans un troisième, nous indiquerons les oscillations de la tension sanguine de deux lapins enlevés
en avion en juillet 1914.

PARAGRAPHE PREMIER

Etude des variations du pouls pendant le vol

Pour étudier le pouls, rien ne nous a été plus facile.
De la main droite, par exemple, nous palpions notre
artère radiale à gauche, ou inversement. Lorsque,
dans une ascension, une mesure de la tension artérielle devait être effectuée, nous la faisions immédiatement précéder d'une numération du pouls.

Il nous est arrivé parfois de le compter par les
oscillations de l'aiguille du sphygmo-manomètre du
Dr Pachou, dont la manchette antibrachiale était faiblement gonflée. Cette manière de procéder avait, sur
la palpation digitale de l'artère, l'avantage de nous
indiquer de façon plus nette quelques-uns des autres
caractères du pouls.

Il ne nous a pas été possible d'obtenir des tracés

des montées et des descentes.

TABLEAU N° I.

La fréquence du pouls croit avec l'altitude; elle semble être d'autant moins grande, que pour une même altitude la vitesse de montée est plus grande.

Altitudes en mètres	OBSERVATIONS — Sur Farman (chiffres romains) — Sur Blériot (chiffres arabes)	Vitesse de montée à la seconde en mètres	Augmentation du nombre des pulsations par minute pendant la montée — Fréquence au sommet	Fréquence au départ	Augmentation	OBSERVATIONS
750m	1 (Blériot)	0m61	96	— 80	= 16	
650	3 »	1 90	86	— 78	= 8	
1.000	I (Farman)	1 11	88	— 72	= 16	
1.000	II »	1 11	94	— 76	= 18	
1.250	III »	0 595	96	— 74	= 22	
»	IV »	1 04 (1)	98	— 80	= 18	
»	VI »	0 905 (1)	98	— 76	= 22	
1.500	V »	0 625	98	— 78	= 18	(1) Cette inversion de vitesse n'existe pas dans les tableaux de descente.
1.500	6 (Blériot)	1 19	90	— 72	= 18	
1.750	VII (Farman)	0 833	98	— 74	= 24	
»	5 (Blériot)	1 288	92	— 76	= 16	
2.000	VIII (Farman)	0 833	98	— 74	= 24	
»	2 (Blériot)	1 11	104	— 80	= 24	
»	4 »	1 11	110	— 78	= 32	
2.500	7 »	1 04	112	— 76	= 36	

TABLEAU N° II.

La fréquence du pouls décroît d'autant moins vite pendant la descente que celle-ci est plus rapide ou plus mouvementée.

Vitesse de descente à la seconde en mètres	Diminution du pouls pendant la descente et par minute — Fréquence au sommet	Fréquence à l'atterrissage	Diminution pendant la descente	OBSERVATIONS
6 25	96	— 90	= 6	
7 2½	86	— 82	= 4	
3 33	88	— 76	= 12	
5 35	94	— 90	= 4	
3 96	96	— 82	= 14	2 défaillances.
4 16	98	— 88	= 10	
4 71	98	— 90	= 8	
5 »	96	— 90	= 6	2 glissades sur l'aile.
10 »	90	— 86	= 4	
8 33	98	— 92	= 6	
10 30	92	— 88	= 4	Secousses par remous.
6 94	98	— 86	= 12	
9 52	104	— 92	= 12	
10 52	110	— 100	= 10	
10 41	112	— 100	= 12	

TABLEAU N° III.

L'augmentation résiduelle du pouls après l'atterrissage est d'autant plus grande que la montée et surtout la descente sont plus rapides ou plus mouvementées.

Durée totale de l'ascension — Montée	Descente	Totale	Augmentation totale résiduelle du pouls après un voyage en aéroplane — Fréquence à l'atterrissage	Fréquence au départ	Augmentation totale résiduelle	OBSERVATIONS
43'	+ 2'	= 45'	90	— 80	= 10	
9'	+ 1'30"	= 10'30"	82	— 78	= 4	
45'	+ 5'	= 50'	76	— 72	= 4	
45'	+ 3'	= 48'	90	— 76	= 14	
35'	+ 5'15"	= 40'15"	82	— 74	= 8	
20'	+ 5	= 35'	88	— 80	= 8	
23'	+ 4'25"	= 27'25"	90	— 76	= 14	
40'	+ 5'	= 45'	90	— 78	= 12	
21'	+ 2'30"	= 23'30"	86	— 72	= 14	
35'	+ 3'30"	= 38'30"	92	— 74	= 18	
23'	+ 2'30"	= 25'30"	88	— 76	= 12	
40'	+ 4'48"	= 44'48"	86	— 74	= 12	
39'	+ 3'30"	= 33'30"	92	— 80	= 12	
30'	+ 3'10"	= 33'10"	100	— 78	= 22	
40'	+ 4'	= 44'	100	— 76	= 24	

sphygmographiques aux différentes altitudes, malgré de nombreux essais. Les vibrations occasionnées par les trépidations du moteur, la seule ventilation produite par la descente après réduction des gaz, voire même après suppression de l'allumage, ne nous ont pas permis de régler le contact du style inscripteur sur le papier enregistreur. D'autre part, il était assez difficile, on le conçoit, de maintenir la pelote du sphygmographe sur l'artère radiale.

Les mêmes difficultés nous ont rendu tout à fait infructueux un essai de cardiographie.

Ainsi donc, la palpation du pouls surtout a été notre meilleur procédé d'exploration. Pratiquée tous les 250 ou 500 mètres, elle nous a conduit aux résultats suivants, pris parmi les plus nets de ceux que nous avons recueillis au cours de nos ascensions sur biplans Farman et Voisin ou sur monoplans Borel, Blériot et Morane parasol.

Nous les reproduisons dans le tableau général (A) ci-contre, dans lequel ils sont classés : 1° Selon la grandeur de l'altitude ; 2° et dans chacun de ces cas, selon les vitesses d'ascension et de descente.

Leur représentation graphique, avec les hauteurs portées en abcisses et le nombre des pulsations en ordonnées, les rend d'autre part très évidents (voir § II, page 73).

A) *Montée* : Le nombre des pulsations croît avec l'altitude. Le pouls devient plus petit, est moins perceptible, paraît mou et inégal, mais reste toujours régulier. Rien en cela ne doit nous surprendre. A mesure qu'il s'élève, en effet, et au même titre que l'ascensionniste en montagne ou en ballon, l'aviateur traverse des couches d'air de plus en plus raréfiées et froides. La raréfaction donne lieu aux mêmes considérations pathogéniques que pour l'aéronaute, et que nous avons rappelées dans un précédent chapitre. Quant au froid, il fait naître des réactions vasomotrices variables suivant son intensité aux différentes altitudes. Son action sera surtout envisagée lorsque nous étudierons la tension artérielle. Les variations qu'il lui imprime, en effet, ne déterminent que secondairement la plus ou moins grande fréquence des battements du cœur.

La simple considération d'une part du tableau n° 1 qui donne la valeur de l'accroissement du nombre des pulsations entre le moment du départ et celui de l'arrivée au faîte de l'ascension ; des graphiques correspondants, d'autre part ; nous montre que l'accélération cardiaque, assez régulière dans l'ensemble au fur et à mesure que l'altitude augmente, présente cependant quelques caractères particuliers.

D'abord très marquée dans les 500 à 750 premiers mètres, elle paraît s'amoindrir de 750 à 1.250 mètres environ, puis croît de nouveau plus rapidement au-dessus de cette altitude.

Ceci doit s'expliquer par ce fait qu'entre 750 et 1.250 mètres, l'air est généralement plus calme qu'aux niveaux inférieurs, le vent y est plus régulier, les remous moins nombreux, en tout cas moins sensibles. Sans doute cet intervalle représente-t-il une de ces « couches de renversement de température dans lesquelles l'absence de vent et de remous verticaux favo-

riseraient la locomotion aérienne », dont M. Herge-
sell, directeur de l'Institut météorologique de Stras-
bourg et président de la Commission internationale
d'aérostation scientifique, a laissé entrevoir l'existence sous forme d'anneaux concentriques encerclant
le globe à diverses altitudes, dans son exposé du
16 février 1912 devant l'Aéro-Club de Belgique ?

Passée cette hauteur de 1.250 mètres, avec un vent
souvent plus fort, le froid, qui devient de plus en plus
vif, est un grand facteur de ce nouvel accroissement.
Helmholtz et Mühry estiment, en effet, que la température baisse de 1 degré par 200 mètres d'élévation,
Glaisher de 1 degré par 230 mètres, et G. Yon de
5 degrés par 1.000 mètres.

Indépendamment de ces facteurs atmosphériques,
les incidents de route, par les réflexes émotifs qu'ils
déterminent, modifient la fréquence du pouls. Chaque
fois que de gros remous ont secoué fortement l'avion,
nous avons constaté, en effet, une accélération brusque mais fugace du pouls qui redevenait plus lent sitôt
le calme rétabli.

La vitesse d'ascension, d'autre part, donne lieu à
différentes remarques. Si pour une même altitude
atteinte, soit sur biplan Farman, soit sur monoplan
Blériot, nous établissons la moyenne des accélérations
du pouls nous obtenons :

Moyenne des accélérations du pouls à la montée.	Sur biplan Farman.	Sur monoplan Blériot.
Entre 0 et 1.000 mètres	17 00	14.60
— 1.250 —	18.67	16.40
— 1.500 —	19.33	18.40
— 2.000 —	20 (une seule ascension).	21 (4 ascensions).

La fréquence du pouls est donc plus grande, à égalité d'altitude, dans les ascensions sur biplan Farman que dans les ascensions sur monoplan Blériot. Or nous savons que le Blériot monte plus vite que le Farman et que, d'autre part, la ventilation y est plus active à cause de la position antérieure de l'hélice.

Le cœur éprouverait-il un certain retard à s'accommoder à l'altitude nouvelle, atteinte plus rapidement ? La réfrigération plus intense sur Blériot, par la vaso-constriction périphérique qu'elle détermine, par l'augmentation de la tension sanguine puis du travail du cœur qui en sont la conséquence, interviendrait-elle pour favoriser ce retard ? Hypothèses tout à fait vraisemblables et qui font envisager la précocité plus grande dans ces conditions de la fatigue cardiaque.

Par exemple, ne discréditons de ce fait aucune marque d'appareil, et évitons d'attribuer entièrement aux effets de l'hélice antérieure tractive, ces différents phénomènes. Ils existent également dans le cas de l'hélice propulsive à l'arrière, dont le souffle n'incommode pas le pilote, et nous montrent que la raréfaction de l'air, plus ou moins rapidement établie, par suite plus ou moins bien supportée surtout, plutôt que le refroidissement que l'on évite d'ailleurs en se couvrant bien, agit sur la régulation cardiaque (obs. III et IV du tableau A). Les effets de cette raréfaction atmosphérique sont tels (comme l'établit notre tableau n° 1) que, pour une même altitude, l'*accélération cardiaque semble d'autant moins accusée que la vitesse de montée est plus rapide.* Il y a là un argument nouveau en faveur de l'idée d'une adaptation insuffisamment rapide de l'effort systolique cardiaque au milieu ambiant trop brusquement modifié.

B) Pendant le *vol horizontal* à l'altitude maxima acquise, le pouls varie peu, du moins en tant que fréquence. Et si la traversée de nuages froids semble l'accélérer momentanément, il retrouve vite un rythme particulier à chaque altitude, que ne semblent pas influencer d'ailleurs les différents exercices acrobatiques (virages très penchés, montagnes russes), que l'on peut y faire (obs. II). Toutefois, si l'on envisage ses autres caractères, on constate nettement qu'au bout de 5 à 10 minutes de vol horizontal, du moins aux altitudes inférieures à 3.000 mètres, son amplitude devient plus grande, qu'il est mieux frappé, plus perceptible. Il s'agit là d'un phénomène d'accoutumance au nouveau milieu ambiant.

C) *Descente :* Au début de la descente, il paraît y avoir, pendant un instant très court, une nouvelle accélération, due sans doute à la légère émotion provoquée, chez le passager surtout qui ne s'y attend pas, par la cessation du bruit du moteur et par la sensation de l'appareil qui pique aussitôt. Nous en avons envisagé la pathogénie dans l'étude subjective que nous avons faite précédemment du Mal des Aviateurs.

Puis, généralement, la fréquence diminue progressivement, surtout si la descente est lente et sans à-coups. Cette diminution s'explique par ce fait que l'organisme quitte le milieu atmosphérique dans lequel son équilibre physiologique, à peine établi, est tout à fait instable, pour se replonger dans le milieu

5

dans lequel il vit habituellement et qu'il n'a que momentanément quitté.

Dans cette descente, les phénomènes vaso-moteurs, dilatateurs le plus souvent qui peuvent être déterminés par la diminution progressive du froid, lorsque l'insuffisant habillement lui permet d'exercer son action, s'accomplissent moins facilement à cause de l'augmentation de la pression atmosphérique. Les effets de celle-ci doivent être prépondérants puisque nous constatons une décroissance du nombre des pulsations. Ce qui le prouve encore, c'est que cette *décroissance est moins accentuée lorsque la descente est plus rapide.*

L'organisme qui revient au sol dix à quinze fois plus vite qu'il ne s'en est éloigné, après avoir atteint des hauteurs plus ou moins grandes, n'a pas le temps d'adapter son système circulatoire aux pressions ambiantes progressivement croissantes qu'il traverse rapidement. Ses réactions cardio-vasculaires et l'équilibre physiologique qu'elles doivent assurer, sont légèrement, mais constamment en retard sur les pressions correspondantes des aires atmosphériques successivement traversées, et l'on comprend que ce retard sera d'autant plus grand que la descente sera plus rapide. De là un ralentissement moins prononcé du pouls dans ces conditions, comme l'indiquent nettement les chiffres de notre tableau n° II.

Des incidents de toutes sortes peuvent se produire pendant la descente. Les réactions émotives qu'ils font naître se manifestent du côté de l'appareil circulatoire par une accélération cardiaque momentanée d'inégale importance, qui ne peut que modifier et surtout retarder la décroissance générale du pouls. Dans ces conditions nous avons constaté une diminution plus faible du nombre des pulsations. C'est le cas de notre observation VI, dans laquelle la descente faite en spirales à grand pas et court rayon fut accidentée, au dire du pilote qui sût heureusement se rétablir, de deux « glissades sur l'aile », dont nous nous sommes également parfaitement rendu compte. Comme nous connaissions le danger de ces glissades sur Farman et que nous les réalisions malgré nous pour la première fois, nous n'avons pu échapper à l'émotion d'un instant.

Dans nos observations V et VI, faites le même jour à quinze minutes d'intervalle sur le même appareil Blériot, avec le même pilote, ce sont surtout les remous qui ont provoqué nos réactions émotives. Assez intenses entre 0 et 250 mètres, puis entre 750 et 1.000 mètres à la montée, ils nous ont surtout secoués entre 800 et 500 mètres environ à la descente. D'autre part, l'intense sensation de froid à partir de 500 mètres, à l'approche d'un gros nuage noir d'orage qui nous fit changer de direction, et qui nous fut d'autant plus sensible que nous étions monté en tenue de ville et sans casque, doit intervenir également dans l'étiologie de cette accélération.

Enfin, les deux vertiges qui nous ont assailli à la descente de notre voyage n° II, et que nous avions cherché à provoquer, comme nous l'avons dit, en regardant alternativement les extrémités des ailes du Farman et le sol, vertiges que nous avons attribué à des troubles d'origine auriculo-vestibulaire, ont certainement agi de semblable façon.

D) *Influence totale d'une ascension* : Le corollaire suivant se dégage de ces dernières constatations.

Puisque le ralentissement du pouls au cours de descentes d'altitudes égales est d'autant moins important que la descente est plus rapide ou plus mouvementée, c'est dire que, dans ces conditions, il reste d'autant plus accéléré à l'atterrissage. C'est dire surtout que la différence entre le nombre des pulsations au départ et à l'atterrissage est d'autant plus grande. Elle représente les effets différents de l'action exercée sur le rythme cardiaque, et suivant leur vitesse d'ascension et surtout de descente par les voyages en aéroplane. Le tableau n° III traduit bien nettement ce résultat.

Cette accélération résiduelle constatée à l'atterrissage, ne persiste pas plus de quinze à trente minutes. L'organisme remis dans son milieu habituel, et toute cause émotive ayant disparu, retrouve rapidement son équilibre physiologique ; à peine son rétablissement est-il retardé par l'excitation constatée sitôt l'atterrissage, qui, elle, ne dure pas non plus.

En résumé, nous pouvons conclure de toutes nos observations.

1° Qu'à mesure que l'on s'élève, le pouls augmente de fréquence, paraît plus mou, mais reste régulier. Son accélération semble atteindre d'autant moins vite le rythme particulier à chaque altitude et pour chaque individu, que l'ascension est plus rapide.

2° Sa fréquence diminue d'autant moins vite que la descente est plus rapide ou plus mouvementée.

Il y a dans ces deux propositions un indice du retard de l'adaptation du système cardio-vasculaire au milieu ambiant trop brusquement modifié.

3° Une ascension en avion laisse constamment après elle une accélération, de courte durée c'est vrai, des battements cardiaques.

Le nombre qui mesure cette accélération et qui représente la différence entre le nombre des pulsations au départ et à l'atterrissage est d'autant plus grand, que, pour une même altitude atteinte, la montée et surtout la descente ont été plus rapides ou plus mouvementées.

PARAGRAPHE II

Etude de la tension artérielle de l'homme pendant le vol.

De nombreuses études ont été faites de la pression artérielle aux altitudes et de ses variations possibles sous l'influence de la dépression barométrique, des changements de température et de l'état hygrométrique de l'air. Elles ont donné des résultats plutôt discordants et que nous croyons utile de rappeler brièvement.

1° Pendant leur ascension dans le ballon « Eros », le 21 novembre 1901, Hallion et Tissot ont constaté « que la pression dans l'artère fémorale, qui était de

15 centimètres cubes en moyenne sur le sol au départ, est restée invariable et était encore de 15 centimètres cubes à 3.500 mètres, bien qu'à ce niveau la dépression barométrique fut déjà de 27 à 28 centimètres de Hg environ ». La pression artérielle ne serait donc influencée ni par les variations de la pression atmosphérique, ni par les phénomènes vaso-moteurs qu'elle peut déterminer.

2° Par contre, à la suite d'une ascension, les docteurs E. Reymond et Tripet signalent qu'ils ont trouvé entre 0 et 4.000 mètres une diminution de pression de 4 centimètres chez trois sujets ne fournissant aucun travail, avec tendance à l'augmentation brusque et momentanée de la pression à l'occasion du moindre effort.

3° Selon Camus, qui a soumis des animaux à la raréfaction dans un cylindre spécial, où la production d'air confiné n'était pas possible, les courbes des pressions atmosphérique et artérielle sont absolu ment parallèles Ce parallélisme subsiste quelle que soit la rapidité et l'intensité des variations de la pression atmosphérique. « L'action de la dépression atmosphérique, dit-il, ne se fait pas sentir directement sur la pression sanguine, mais très indirectement, par l'intermédiaire des modifications respiratoires. Ce n'est que lorsque les échanges sont troublés par suite d'une grande diminution de tension de l'oxygène, que les modifications dans le rythme respiratoire et cardiaque ainsi que dans le tonus vasculaire apparaissent et font varier la pression sanguine ».

Malgré les conclusions de Bartlett, de New-York,

qui, parti au contraire de cette idée que le mal des montagnes résulte d'un trouble de la circulation pulmonaire, constata, en 1903, sur des lapins soumis à la raréfaction de l'air, que la pression dans l'aorte diminue d'autant plus vite que la pression atmosphérique est plus basse et que, d'autre part, son abaissement est plus brusque; malgré ces conclusions, disonsnous, Camus n'en maintient pas moins « sa théorie du parallélisme des courbes (des pressions sanguine et atmosphérique), tant qu'aucun autre facteur que la diminution barométrique n'intervient ».

4° Pour Agazzotti, la pression sanguine ne suit pas exactement les variations de la pression atmosphérique. Il explique par cette différence, les hémorragies qui se produisent dans les lacunes situées à l'intérieur des os du crâne des oiseaux : leur pression intérieure restant momentanément basse alors que croît à nouveau la pression atmosphérique, la pression sanguine, un instant supérieure, suffit à déterminer des ruptures de vaisseaux. « Ces faits peuvent également donner l'explication de certaines hémorragies signalées dans le mal en ballon » (Soubies).

5° De ses expériences cryoscopiques, **Bardel** déduit à son tour « que la pression osmotique **animale** et la pression barométrique sont égales et varient dans le même sens, que, par conséquent, à la même température, l'animal et l'atmosphère doivent avoir la même pression ».

6° Lapicque, en juillet 1904, à l'aide d'un manomètre à Hg spécial, constate qu'un chien chloralosé enlevé en ballon n'a présenté aucune modification de la pres-

sion sanguine jusqu'à 2.700 mètres, hauteur atteinte
en 40 minutes. Plus haut, sont survenues les modifications suivantes : baisse de 10 à 15 millimètres dans
le bout central de l'artère sans variation dans le bout
périphérique, et, quelques instants après, réascension
de la pression centrale avec baisse progressive de la
pression périphérique. Enfin, au-dessus de 3.000 mètres, après être restées un moment stationnaires,
l'écart produit précédemment étant maintenu, les
deux pressions baissent ensemble, la périphérique un
peu plus vite. Les résultats sont les suivants :

Heure.	Altitude.	Température.	Pression Centrale.	Periphérique.
11 h. 12	0ᵐ »	21°	16 — 17	11,5 — 12
11 h. 50	2ᵐ700	15°	15	11,5 — 12
midi	3ᵐ000	13°	15,5	11,5
12 h. 20	3ᵐ150	14°	16 — 17	11
12 h. 25	3ᵐ300	11°	16,5	10,5
12 h. 40	3ᵐ200	12°	16	10,5
12 h. 50	3ᵐ250	12°	15 — 15 5	8,5
13 h. »	3ᵐ400	12°	15 — 15,5	8,5

Ils lui font conclure qu'à 2.700 mètres la diminution
de la pression centrale, vraisemblablement produite
par une vaso-dilatation abdominale contemporaine
d'une vaso-constriction céphalique, est très rapidement suivie d'une vaso-dilatation céphalique assez
marquée et persistante, alors qu'en même temps la
pression générale revient à son niveau. « La vaso-
dilatation céphalique, dit-il, est un phénomène normal
dans les ascensions en ballon. »

7° Pour Mosso, « il n'existe aucune influence directe du changement de pression atmosphérique sur la valeur relative de la pression sanguine », c'est à « l'action chimique de l'atmosphère qu'il faut attribuer l'action sur l'organisme ». Quand la fatigue est exclue, il trouve que la pression sanguine à 4.500 mètres est la même qu'au sol.

8° Cette fatigue, pour Henri Petit, est « la cause du retard que l'on constate dans l'abaissement de pression pendant les ascensions en montagne, tandis que, dans les descentes, il y a un *abaissement de pression qui précède la fatigue* ».

9° Notons que Gastou a trouvé une augmentation de la tension artérielle en ballon allant de 14 et 15 à 22 et 26 centimètres aux altitudes de 1.600 et 1.800 mètres.

10° Les docteurs Crouzon et Soubies, enfin, ont constaté, dans une première ascension (août 1907), une augmentation de la pression de 17,5 à 18 centimètres 5 à l'altitude de 3.200 mètres où régnait une température inférieure de 16° à celle du sol au départ, et, dans une seconde ascension (8 septembre 1907), les diminutions respectives de 20 à 18, de 20 à 18, de 22 à 22 sur les radiales de trois collaborateurs à 1.100 mètres d'altitude après trois heures de voyage.

Le Dr Soubies conclut de ces résultats contradictoires que dans l'étude de la sensation sanguine, on doit faire intervenir en ballon, « à côté de la pression barométrique, une série d'autres facteurs, et parmi eux les phénomènes périphériques dont l'influence est très sensible, parfois même prépondérante ».

Ce qui précède nous montre l'inconstance des résultats obtenus par les auteurs expérimentant en ballon ou dans l'air raréfié d'une chambre de laboratoire. Ils diffèrent même pour le même auteur dans des ascensions successives en ballon.

La dépression barométrique et les modifications qui l'accompagnent dans l'état physique de l'air, au point de vue de sa température et de son état hygrométrique, et dans sa composition chimique aux différentes altitudes, interviennent isolément ou simultanément pour mettre en jeu le mécanisme de la régulation vaso-motrice. L'établissement d'un nouvel équilibre organique en est la conséquence heureuse.

Il est facile de comprendre toutefois que, suivant la prédominance de l'un quelconque de ces facteurs, les effets ne seront pas les mêmes : ceci explique la discordance des résultats que nous venons de rappeler.

Dans une ascension en ballon, l'aéronaute est exposé aux variations physiques et chimiques de l'atmosphère ; il ne fatigue pas ou du moins très peu et ne sent pas le vent avec lequel il se déplace.

L'ascensionniste en montagne reste soumis aux mêmes influences atmosphériques. Mais, en plus, il a contre lui la grande fatigue, l'essoufflement produits par l'escalade et parfois par le vent, qui lui rendent plus précoces le mal des altitudes.

Chez l'aviateur, l'essoufflement manque généralement, mais la fatigue se retrouve, physique et surtout nerveuse, son influence légèrement hypertensive sur la circulation ne nous échappe pas. D'autre part, la ventilation souvent intense, malgré la protection, accroît les effets du froid. Enfin, les changements d'altitude se font plus rapidement.

L'on conçoit que, dans ces conditions, ses réactions cardio-vasculaires ne soient pas identiques à celles de l'aéronaute ou de l'ascensionniste et que, d'autre part, sa tension sanguine nous offre, dans ses variations, certaines modalités qui peuvent plus ou moins hâter l'apparition chez lui des troubles des altitudes : du mal des aviateurs.

La grande maniabilité du sphygmo-manomètre du Dr Pachon, dont les oscillations sont peu troublées par les vibrations de l'avion, nous a permis de suivre ces variations *pendant le vol,* soit isolément, soit corrélativement au pouls. Et ce, grâce à la technique expérimentale suivante : L'oscillomètre rivé sur une planchette rectangulaire percée de trous à ses quatre angles, était fixé sur nos genoux par des courroies entourant nos cuisses, après que nous-même nous étions attaché par la ceinture au siège du passager. La manchette caoutchoutée entourait l'avant-bras gauche. En face de nous se trouvaient un altimètre, un thermomètre et une montre.

Pour faire une mesure nous procédions de la façon suivante : Après avoir gonflé la manchette, notre avant-bras gauche était placé rapidement sur une planchette horizontale fixée à la face latérale interne de la nacelle. De la main droite nous manipulions alternativement les deux vis de décompression et de communication de l'oscillomètre.

Pendant le temps plutôt court de notre mesure, le

pilote prévenu, ou bien continuait mais plus lentement sa montée, ou bien le plus souvent volait horizontalement, ou bien enfin réduisait ses gaz et se mettait légèrement en descente. Dans ce cas, les vibrations de l'avion étaient moindres et la lecture des oscillations rendue plus facile. Quelle que soit la méthode employée, les résultats nous ont paru semblables.

Lorsque le pilote devait nous servir de sujet, la manchette entourait son avant-bras droit, son bras gauche possédait ainsi toute sa liberté pour manipuler les manettes. Pendant nos mesures, nous lui recommandions de ne pas bouger les doigts, lorsque l'agitation de l'air ne lui permettait pas de laisser reposer son bras sur le bord de la « carlingue ». Ces mensurations n'ont pu être qu'assez rarement réalisées en raison de leur délicatesse et du danger qu'elles présentaient.

De cette façon et grâce à un certain entraînement, nous avons pu recueillir avec une précision suffisamment grande, les valeurs de la tension sanguine tous les 250 ou 500 mètres à la montée, et pendant le vol horizontal. Aucune lecture n'a été effectuée pendant la descente exécutée le plus rapidement possible ; mais dès que l'avion, après avoir atterri, était immobile au sol, moteur arrêté, une mensuration était réalisée avec, semble-t-il, toutes garanties de sécurité et de précision.

Graphiques : Nous reproduisons ci-contre, sous forme de graphiques et de tableaux (tableau général B), les résultats de nos expériences. Les premiers ont été établis en portant en abcisses les altitudes en

Ascension n° V.
29 mai 1914 (M. d. l. V.).

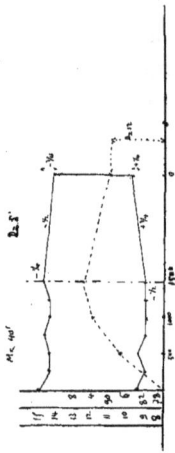

Ascension n° VI.
2 juin 1914 (pilote, cap. L.).
(2 glissades dans descente).

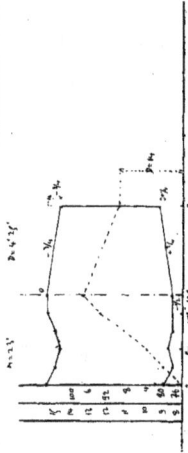

Ascension n° VII.
17 juillet 1914 (pilote, L.).

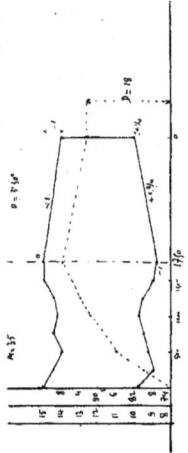

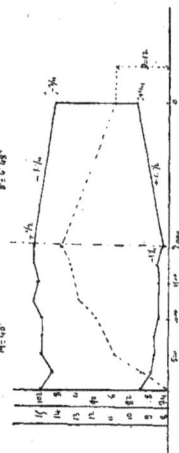

Ascension n° VIII.
11 juillet 1914 (pilote, L.).

Ascension n° I.
28 avril 1914 (pilote, lieutenant S. A.).

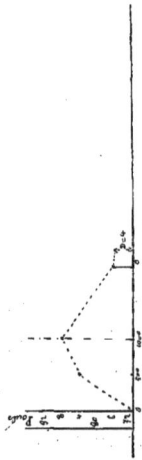

Ascension n° II.
19 mai 1914 (2 vertiges, dans descente)
(pilote, soldat P.).

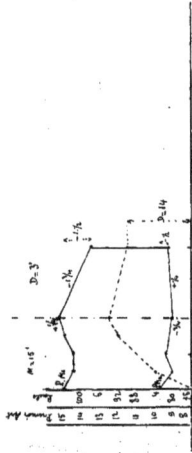

Ascension n° III.
20 mai 1914 (pilote, soldat P.).

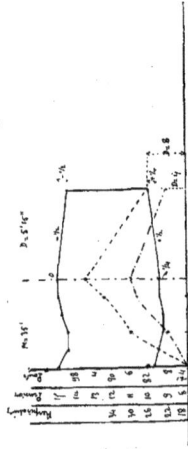

Ascension n° IV.
28 mai 1914 (pilote, P.).

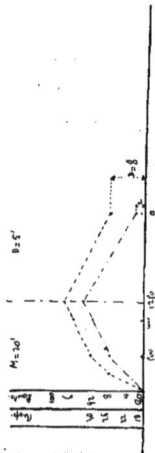

Ascension n° 6.
23 juin 1914 (pilote, sergent Cl.).

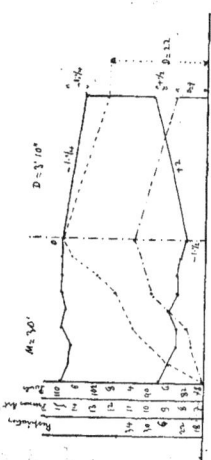

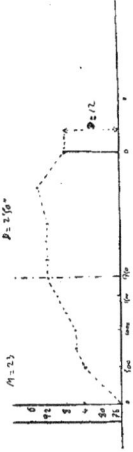

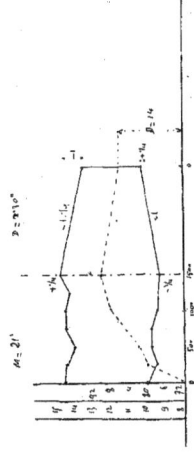

Ascension n° 7.
2 septembre 1914 (pilote, sergent L.L.).

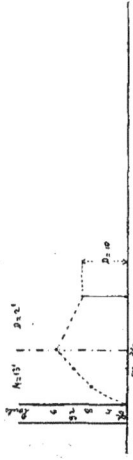

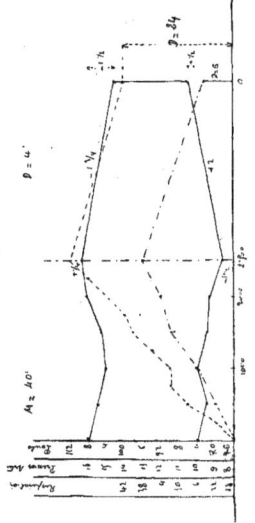

Ascension n° 2.
12 mai 1914 (pilote, M. d. l. P.).

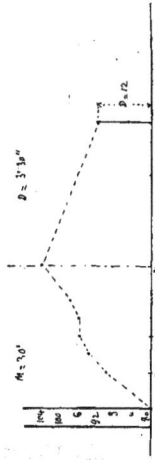

Ascension n° 3.
3 juin 1914 (pilote, sergent Cl.).

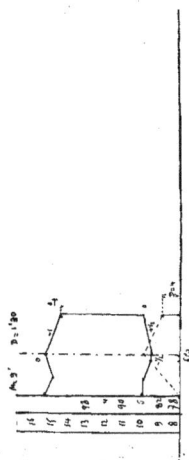

Ascension n° 4.
4 juin 1914 (pilote, sergent Cl.).

(B) Tableau indiquant la grandeur des oscillations de la tension artérielle pendant le vol en aéroplane suivant l'altitude et la rapidité des montées et des descentes.

MONTÉE

TABLEAU N° 4
Augmentation de P. Maxima à la montée.

TABLEAU N° 5
Diminution de P. Minima à la montée.

DESCENTE

TABLEAU N° 6
Diminution de la P. Maxima.

TABLEAU N° 7
Augmentation de P. Minima.

INFLUENCE GLOBALE D'UN VOYAGE EN AVION

TABLEAU N° 8
Hypotension consécutive à un voyage en aéroplane.

mètres, en ordonnées ; les valeurs de la pression artérielle en centimètres de Hg. La ligne supérieure représente la pression moyenne maxima, la ligne inférieure
la pression minima.

Le tracé en pointillé régulier représente les variations du pouls ; le pointillé irrégulier, les variations
du rythme respiratoire.

A) *Etude d'ensemble.* — Une grande similitude
caractérise ces tracés obtenus sur des avions de types
différents (monoplans et biplans).

Leur examen rapide permet de constater que les
courbes des pressions maxima et minima semblent
limiter un fuseau irrégulier (donc pas de parallélisme)
dont la partie renflée répond à l'altitude maxima, et
dont le cône correspondant à la descente se rétrécit
plus vite que celui de la montée.

Suivant l'altitude, y aurait-il une utilisation pro-
portionnelle et plus complète du travail du cœur,
résultant d'une moindre pression exercée sur tout
l'organisme par le milieu raréfié ambiant : d'où am-
pliation systolique facilitée du système artériel, périphérique surtout, et déplétion cardiaque plus complète à chaque diastole ?

Ou bien la fréquence plus grande des battements
cardiaques, réussirait-elle à expliquer par des phénomènes d'excitation répétée, de sommation, l'amplitude plus grande et l'utilisation plus large des révolu-
tions cardiaques ?

A la descente, incomparablement plus rapide que
la montée, l'organisme traverse des couches d'air de

plus en plus denses ; malgré l'accélération persistante du pouls, l'écart diminue de plus en plus entre la P. maxima qui décroît, et la P. minima qui augmente, elle, plus rapidement.

La systole cardiaque, survenant sur une diastole cardio-vasculaire de moins en moins achevée, aurait-elle tendance à faiblir ? Ou ses effets normaux seraient-ils moins soutenus par une élasticité et une rétractilité défaillantes des tuniques artérielles ? Seraient-ce aussi les premiers symptômes d'une fatigue cardio-vasculaire produite par la descente rapide ?

B) *Etude détaillée.* — Nous considérerons successivement les oscillations correspondant à la montée, au vol horizontal et à la descente des pressions maxima et minima.

a) *Montée* : 1° *Pression maxima.* Nos courbes nous montrent nettement que la P. maxima diminue d'abord dans tous les cas et quel que soit le type de l'avion, jusqu'à 250 à 300 mètres. Cette diminution, de l'ordre du demi ou plus rarement du centimètre ne semble s'accentuer au delà de cette altitude que si la montée est nettement plus rapide (observation 7). Encore ce résultat n'est-il pas constant. Passé la hauteur de 300 mètres, en dépit de quelques oscillations irrégulières qu'il est possible d'attribuer aux incidents de route (ralentissement ou accélération de la vitesse d'ascension, remous latéraux ou verticaux produits par le vent ou la chaleur de l'air) dans une atmosphère dont la raréfaction est progressive, nous notons une augmentation lente mais continue de cette P. maxima à mesure que l'altitude croît. Elle aboutit le plus souvent (exception faite de notre observation n° V dans laquelle la montée à 1.500 mètres, plutôt lente, dura 40 minutes), à sa valeur au départ, à une altitude généralement comprise entre 1.250 et 2.000 mètres et d'autant plus faible que la vitesse d'ascension est plus grande.

Dans quelques cas, et dans les mêmes conditions, cette P. maxima atteint une valeur supérieure à celle du départ. Il semble d'ailleurs que ce résultat est atteint dans presque toutes les ascensions au-dessus de 2.000 à 2.500 mètres et quelle que soit la rapidité de la montée.

Si maintenant, nous considérons, dans le *tableau n° 4* ci-contre, la grandeur de ces variations totales de la P. maxima, pour une même altitude atteinte, nous admettrons que la *P. maxima semble d'autant plus croître que la montée est plus rapide.*

2° *Pression minima* : La Pression minima nous offre moins d'oscillations. Elle diminue d'une façon continue, assez vite de 0 à 500 mètres ; puis plus lentement et progressivement jusqu'au sommet de l'ascension. Avec la diminution d'amplitude et l'accélération simultanée du pouls constatées à la montée, cette décroissance nous offre le tableau d'une association physiologique normale.

Cette diminution de la P. minima est dans tous les cas plus importante que l'augmentation correspondante de la P. maxima.

D'autre part, elle est d'autant plus accusée :

Que l'altitude atteinte est plus grande ;

Que, pour une même altitude, la vitesse de montée est plus grande. Notre *tableau n° 5* est très net à cet égard.

En résumé, après avoir conservé, entre 0 et 500 mètres, un parallélisme à peu près parfait, les courbes représentatives des Pressions maxima et minima semblent lentement diverger à mesure que l'altitude croît.

b) Pendant le *vol horizontal,* les pressions ne semblent pas varier. Nous ne les avons pas spécialement étudiées, le but de nos recherches étant d'établir la valeur des oscillations de la tension artérielle suivant la plus ou moins grande rapidité des montées et des descentes.

c) *Descente :* 1° *Pression maxima.* Pendant la descente nous avons constaté toujours une diminution de la P. maxima. La valeur de cette décroissance apparaît nettement par la comparaison de nos tracés et des chiffres du *tableau n° 6* qui représentent la différence, entre la P. maxima au faîte de l'ascension et sitôt l'atterrissage.

De cette comparaison, il résulte que la diminution de la pression maxima est d'autant plus importante :

Que l'altitude atteinte a été plus grande ;

Que d'altitudes égales la descente est plus rapide, ou plus mouvementée, ou, enfin, accompagnée de troubles organiques divers. Notre observation II, dans laquelle nous avons eu deux vertiges successifs d'origine oculo-vestibulaire, nous en fournit une preuve très nette. Pendant sa descente de 1.000 mètres, notre pression maxima a diminué de 1 centimètre 3/4, valeur égale à celle qui a suivi notre descente régulière et rapide de 2.500 mètres (obs. n° 7).

Ces chiffres nous montrent toute l'importance qu'il faut attribuer chez les aviateurs, non seulement à l'intégrité des différentes voies sensitives, sensorielles, oculaires et vestibulo-cérébelleuses, mais encore à l'intégrité du système circulatoire et de son innervation vaso-motrice.

De même le tempérament nerveux, par sa prédisposition aux réactions anormales cardio-vasculaires et psycho-motrices d'origine émotive, et à leurs manifestations subjectives, doit être l'objet d'une particulière attention.

2° *Pression minima* : La P. minima, elle, augmente toujours pendant la descente. Les tracés et le *tableau n° 7* reproduits ci-contre, nous montrent :

Que son augmentation est, dans tous les cas, plus importante que la diminution correspondante de la P. maxima.

Que, d'autre part, elle est d'autant plus grande :

Que l'altitude est plus élevée ;

Que la descente est plus rapide, plus mouvementée ou qu'elle est accompagnée de troubles organiques divers. — Il est à remarquer toutefois que leurs manifestations semblent moins intéresser les variations, normales à la descente, de la P. minima que celles de la P. maxima.

6

Cela n'a rien qui doive nous surprendre. Les actions inhibitrices ou accélératrices que peuvent faire naître l'émotivité réflexe ou les sensations vertigineuses produites par des impressions kinesthésiques discordantes, manifesteront plutôt leur influence, en effet, sur la dynamique cardiaque dont résulte la P. maxima que sur le tonus vasculaire producteur de la P. minima.

D) *Influence globale d'une ascension en aéroplane sur la tension artérielle.* — Maintenant que nous sont connues, aux différentes phases du vol, les variations des pressions maxima et minima, variations qu'il importe à l'aviateur de ne pas trop amplifier par d'inutiles prouesses s'il désire ne pas augmenter ses risques personnels pendant le vol, établissons quelles modifications totales de la tension sanguine peuvent résulter d'une ascension en aéroplane immédiatement après l'atterrissage, et quelles conséquences plus éloignées peut entraîner leur répétition.

La comparaison des mensurations faites au départ et à l'atterrissage dans les conditions d'exactitude les meilleures, conduit aux résultats consignés dans notre *tableau n°* 8 pour des vols de durée et d'altitude moyennes.

Ils expriment que les variations totales de la pression moyenne maxima aboutissent, dans tous les cas, immédiatement après l'atterrissage, à une diminution de sa valeur du départ. Autrement dit, il *existe constamment, après toute ascension en aéroplane, une hypotension artérielle plus ou moins apparente.*

Cette hypotension paraît être d'autant plus accusée :

1° Que pour une même altitude les vitesses de montée et surtout de descente sont plus grandes, ou que celles-ci sont en même temps plus mouvementées.

Ainsi, dans notre ascension n° 3, à 650 mètres, dont la descente, d'abord piquée, fut ensuite accidentée par de forts remous, l'hypotension résultante égale celle qui a suivi notre ascension n° 6 à 1.500 mètres (montée et descente rapides mais régulières, et notre ascension n° VII à 2.000 mètres (montée et descente plus lentes que dans le cas précédent).

De même notre ascension n° II, à 1.000 mètres, suivie d'une descente marquée de vertiges, a déterminé une baisse de tension de 1 centimètre 1/2, égale, par conséquent, à celle qui a suivi notre ascension n° 7 à 2.500 mètres, qui ne fut marquée par aucun incident de voyage.

Ces observations nous montrent, une fois de plus, l'importance des réactions que peuvent provoquer chez un sujet quelconque et « à fortiori » chez un nerveux, les troubles vertigineux, émotifs, ou réflexes en général, et le danger qu'elles peuvent faire courir à l'aviateur qui y est sujet.

2° Abstraction faite de ces incidents, nous constatons que, d'une façon générale, l'hypotension est fonction de l'altitude. A plus forte altitude atteinte correspond généralement une hypotension plus marquée.

3° Il est à remarquer toutefois que l'altitude n'est pas seule en cause. Puisque nous avons noté une même hypotension à la suite de descentes d'inégales hauteurs, par exemple :

		Vitesse de montée à la seconde.
— 3/4 centimètre dans les observations	VI à 1.250 mètres..	= 0^{m}905
	V à 1.500 — ..	= 0^{m}625
	VIII à 2.000 — ..	= 0^{m}833
	3 à 650 — ..	= 1^{m}20
— 1 centimètre — —	6 à 1.500 — ..	= 1^{m}19
	VIII à 1.750 — ..	= 0^{m}833

envolées au cours desquelles les vitesses de montée sont sensiblement voisines, nous devons admettre que *la grandeur de l'hypotension dépend surtout de la vitesse de descente.*

4° Elle varie enfin en raison inverse de la durée des vols. Nos observations (tableau n° 8) nous montrent nettement qu'à égalité d'altitudes, l'hypotension la plus grande correspond au vol de durée la plus courte. Cette conclusion n'est d'ailleurs que le corollaire de la première.

Les variations égales ou équivalentes dans presque toutes nos mesures, de la *Pression minima,* ne nous autorisent pas à conclure de la même façon que pour la pression maxima, bien que les observations VIII et IV semblent donner des résultats de même ordre.

Leur grandeur dépendrait-elle plutôt des modifications que peuvent apporter au tonus vasculaire les réactions psycho-émotives inhérentes à chaque aviateur ? Notre observation II semblerait l'indiquer. D'autres seraient néanmoins nécessaires pour vérifier cette hypothèse.

Telles sont les variations de notre tension sanguine personnelle, au cours de nos envolées.

E) *La tension artérielle d'autres aviateurs, pilotes,*

pendant le vol. — Les quelques mesures que nous avons pu réaliser sur des pilotes nous ont conduit aux mêmes résultats.

La plus typique de ces mesures, pour n'en citer qu'une, se rapporte à celle que nous avons faite sur l'aviateur Poivre lors de notre petite ascension n° II, dont la descente, savamment spiralée si rapide, fut marquée, pour nous, de deux vertiges. Aucune lecture ne pût être effectuée avec précision au sommet de l'ascension, à cause des vibrations de l'appareil et d'un tremblement léger du pilote, mais les chiffres des pressions au départ et à l'atterrissage sont les suivants :

Avant.		Après.	Différence.
16 centimètres.	P. Maxima	15 centimètres.	— 1 centimètre.
9 —	P. Minima	9,5 —	+ 1/2 —

Ils semblent plus conformes à nos résultats d'ensemble, qu'aux nôtres au cours de la même ascension.

Cette comparaison nouvelle met encore en évidence les modifications sensibles apportées à la circulation par les impressions émotives et kinesthésiques anormalement discordantes. Elle montre également leur atténuation par l'entraînement l'accoutumance.

En résumé, tout ce qui précède nous permet de conclure qu'*une ascension en aéroplane laisse immédiatement après elle, une hypotension artérielle plus ou moins marquée.*

Elle existe chez tous les aviateurs, qu'ils soient pilotes ou observateurs.

Elle semble liée plus aux réactions vaso-motrices

nées des variations de la pression de l'air atmosphérique ou de l'émotion possible, qu'aux modifications chimiques de sa composition, du moins pour les **altitudes que nous avons atteintes.**

Combien de temps dure cette hypotension ?

De nombreuses mesures effectuées sur des pilotes et sur nous-même nous ont appris que la pression artérielle retrouve rapidement sa valeur normale. Une demi-heure à une heure après l'atterrissage, il n'y paraît plus rien de toutes ces variations. La pression et le pouls ont retrouvé leurs caractères normaux.

ADDITIF N° 1.

De mesures faites sur quelques aviateurs de l'époque, avant leur envol et à leur retour au sol, et dont les résultats figurent dans leur compte rendu à l'Académie des Sciences en 1911, les Docteurs Cruchet et Moulinier, de Bordeaux, concluent à l'existence d'une *hypertension* à la suite des voyages en aéroplane aux altitudes de 1.000 à 1.500 mètres, considérées comme élevées alors. Elle est établie par les chiffres suivants :

1° Aviateur X :

Avant le vol, 17 h. 30.		Après vol de 25, à 1,100 mètres (montée en 20').	Après vol de 27' à 1,500 mètres.
9 centimètres Hg.	= Tension Minima =	12 centimètres =	12 centimètres
18 —	= Tension Maxima =	19 —	= 19 —
70 à la minute	= Pulsations =	80 —	= 75 —

2° Aviateur Y :

	Après un 1er envol à 1,100 mètres.	Après un 2e envol à 1,880 mètres.
Tension Minima	= 9 cent. 1/2 Hg	= 10 cent. 1/2
Tension Maxima	= 16 —	= 16 cent. 1/2
Pulsations	= 80 —	= 84 —

Cette hypertension serait en contradiction avec la baisse que peut occasionner la ventilation selon Langlois.

Elle serait moins accusée chez les sujets très fatigués qui présentent alors des palpitations cardiaques et une accélération marquée du pouls, symptomatique d'une insuffisance fonctionnelle cardiaque

Elle n'existerait pas enfin chez les sujets qui voyagent aux altitudes de 100 à 150 mètres. Ainsi :

3° Aviateur Z :

Avant.		Après vol de 55' à 100 mètres
9 centimètres Hg =	T. Minima =	9 cent. 1/2 de Hg
19 —	= T. Maxima =	18 — 1/2 —
80 —	= Pulsations =	100 — —

Cette hypertension, constatée par ces auteurs, serait infirmée par les résultats du Docteur Meunier (exposés ci-après), par les nôtres obtenus sur des pilotes ou sur nous-même, et enfin, par l'expérimentation sur le lapin (voir paragraphe suivant, n° 3).

ADDITIF N° 2.

NOTES INÉDITES DU DOCTEUR MEUNIER.

De quelques recherches faites en mars-avril 1916, à l'aide de l'oscillomètre du Docteur Pachon, au cours de vols sur bi-moteur Caudron G 4, M. le Docteur Meunier, médecin-chef de l'Hôpital mixte de Pau, expert de l'Ecole d'Aviation, formule les conclusions inédites suivantes qu'il vient de nous transmettre si obligeamment avec son autorisation de les publier.

1° « L'élévation de la pression artérielle suit toujours le début du vol, pendant les dix ou vingt premières minutes.

2° Un abaissement de cette pression survient ensuite plus ou moins tôt, parfois avant d'atteindre l'altitude maxima.

3° Au cours même d'une descente rapide, *piquée,* la pression artérielle semble stationnaire.

4° Un abaissement notable et bien au-dessous de la normale du départ, se produit aussitôt après les descentes rapides, soit quelques minutes après (en vol horizontal ou en reprise).

5° La pression minima varie presque parallèlement à la pression maxima. Le défaut de parallélisme provient de ce fait que l'abaissement de la P. minima est moindre que l'abaissement de la P. maxima ; de telle sorte que la minima qui, en vol était montée à 13, 14 et même 15 centimètres, redescendait sitôt après les descentes brusques à 11, 10, une fois 7 centimètres de Hg.

6° Dans deux cas, la P. maxima est fortement tombée à l'occasion de l'atterrissage, une fois après de violents efforts du pilote dus à de forts remous à 500 mètres.

7° Dans toutes mes expériences, l'écart entre le minimum et le maximum de la P. maxima a été de 7 à 8 centimètres. »

Ces conclusions, accusent comme les nôtres, une

baisse de la tension artérielle à la suite des voyages en aéroplane.

La grandeur qu'en donne le Docteur Meunier nous semble toutefois très exagérée, et nous ne pouvons croire qu'un aviateur, fut-il des plus résistants, supporterait sans en être grandement incommodé des fluctuations aussi grandes de sa tension maxima, et surtout de sa tension minima.

L'âge les expliquerait-il ? Notre confrère nous écrit, en effet, « qu'il regrette que son myocarde de quinquagénaire (51 ans) ne lui ait pas permis de poursuivre ces études ».

Trouverons-nous dans cet aveu solennel, un argument nouveau en faveur de ce précepte : que le vol en avion doit rester l'apanage des jeunes gens, au myocarde puissant et souple, à la constitution parfaitement saine ?

PARAGRAPHE III

Étude de la tension artérielle du lapin pendant le vol.

Chemin faisant, nous avons mentionné les modifications apportées parfois par les réactions émotives, dont les plus habiles et les plus robustes aviateurs eux-mêmes ne sont pas exempts, aux oscillations de la tension sanguine produites par les changements d'altitude.

Ces réactions n'interviennent que comme cause adjuvante pour rendre généralement plus appréciable l'hypotension sanguine qu'occasionne toute descente et qui résulte de la seule dénivellation.

L'expérimentation sur l'animal, en éliminant ou plutôt en déterminant la part exacte qui revient au facteur émotif, confirme pleinement cet abaissement de la pression artérielle.

Piloté par notre ami le Dr Perrin de Brichambaut, nous devions la pratiquer en juillet-août 1914, sur un lapin dont nous aurions apprécié les fluctuations de la tension sanguine par la dénivellation du Hg d'un manomètre en relation directe avec l'artère carotide. La mobilisation générale a interrompu nos expériences.

Nous reproduisons cependant, grâce à leur aimable obligeance, les résultats de deux essais tentés par le Dr Perrin dans le but de parfaire la technique expérimentale, imaginée par notre excellent maître, M. le Professeur agrégé J. Parisot, et qui devait nous servir dans nos ascensions ultérieures.

Cette technique était la suivante :

Un lapin de 2 à 3 kilos était attaché, couché dans le sillon en forme de V très ouvert formé par deux planchettes rectangulaires. Sur le bord d'une de ces planchettes était fixé un manomètre à Hg en U (semblable au manomètre de François Franck), dont la longue branche verticale communiquait avec l'extérieur et dont la petite branche, recourbée à angle droit, était en relation par un tube en caoutchouc rempli d'un liquide anticoagulant et une canule artérielle avec la cavité intérieure de l'artère carotide.

Pour éviter toute action directe du froid sur l'artère et ses « vasa nervorum », les tissus, un instant écartés pour la mise à nu du vaisseau, étaient ensuite suturés. Le lapin était entouré d'une flanelle.

Le tout était suspendu un peu au-dessus du plancher de la nacelle, afin de soustraire l'animal à la ventilation, par l'intermédiaire de quatre ressorts « sandows » respectivement fixés, d'une part au longeron longitudinal supérieur de la « carlingue », d'autre part à l'un des quatre coins de la table d'expérience. Ces ressorts, en amortissant les vibrations de l'avion devaient tendre à l'établissement d'un système aussi astatique que possible. Ils y suffisaient puisque le ménisque mercuriel ne subissait aucune oscillation, lors même de l'essai du moteur au sol.

La communication étant établie entre le manomètre et l'artère, le moteur ne tournant pas, la valeur de la pression était donnée à tout instant par le niveau du Hg dans la grande branche verticale, préalablement graduée en centimètres par comparaison avec un manomètre étalon de laboratoire.

Cette valeur n'a subi aucune modification du fait de la mise en marche du moteur, non plus que de son essai alternativement au ralenti et à plein régime pendant 20 minutes à une demi-heure. Les impressions auditives nées du fonctionnement du moteur, brusquement établi à pleine puissance, ou longtemps prolongé, seraient donc sans effet sur la tension sanguine. Nous aurions là un nouvel argument en faveur de cette hypothèse que l'hypotension constatée après les descentes d'avion résulte de la seule dénivellation ; que le traumatisme acoustique n'intervient que secondairement et de façon très problématique pour en modifier la grandeur.

Pendant le vol, en montée, le D'Perrin de Brichambaut observait les oscillations du niveau du Hg aux différentes altitudes. Au sommet de l'ascension, après avoir volé un instant horizontalement, il faisait une première lecture, le moteur donnant son plein régime. Il la faisait suivre d'une seconde après avoir réduit les gaz, puis d'une troisième aussitôt après avoir « coupé » l'allumage ou « fermé » les gaz ; donc tout à fait au début de la descente qu'il effectuait, moteur arrêté, hélice calée. Chaque fois il consignait des résultats semblables et qui sembleraient, une fois de plus, faire passer au second rang l'action du traumatisme acoustique.

L'atterrissage ayant eu lieu, une lecture faite dès l'arrêt de l'appareil était suivie d'autres quelques minutes plus tard : en même temps que des observations concomitantes portaient sur le rythme cardiaque et la respiration.

Les résultats obtenus dans ces conditions sont les suivants :

1re expérience : Lapin n° 1. — 2.600 grammes.

MONTÉE

Au départ. Cœur 130 à 140 par minute. Pression moyenne Max. :	11 — 12cm.
A 500 mètres.	—	—	11,5 — 12 —
A 650 —	—	—	11,5 —

DESCENTE

A l'arrivée au sol, descente de la pression moyenne Max : à 11 centimètres
Puis très rapidement, ascension   —   —   à 12,5 — 13
et même 14 cm. de Hg.

Enfin retour à la normale.

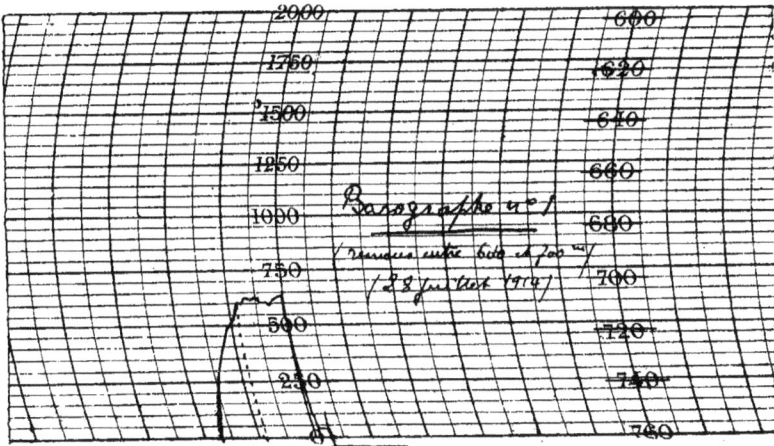

L'animal n'a pas paru incommodé (Barographe n° 1
ci-joint).

2e expérience : Lapin n° 2. — 2.800 grammes (Barographe n° 2).

MONTÉE

Au départ.   Pression 10 à 10 cent. 5
A 1.350 mètres atteints en 20 minutes.   —   14,5 .   —

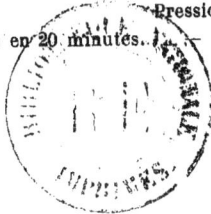

DESCENTE

A 400 mètres.   Pression 10,5 à 11 cent.
Atterrissage.   —   10,5   —

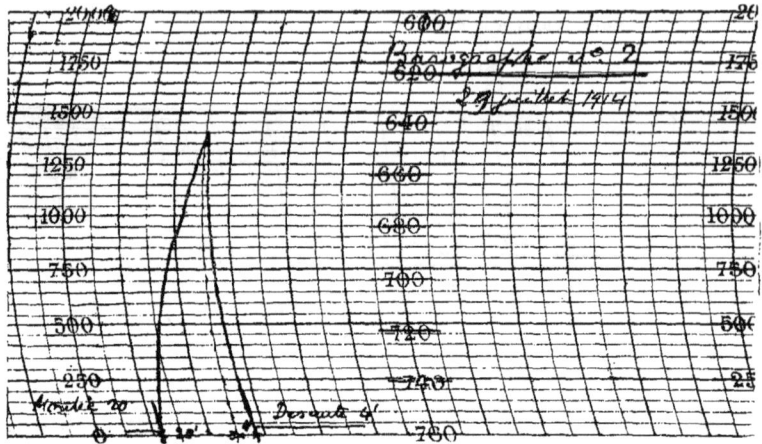

Jusqu'à l'atterrissage, pendant toute la durée du vol, les oscillations cardiaques sont nettement visibles, mais leur amplitude est diminuée d'environ moitié.

A l'atterrissage elles diminuent encore, deviennent presque invisibles : les pulsations cardiaques sont très rapides, incomptables et la *pression s'abaisse alors progressivement*. Au bout de 20 minutes elle atteint au plus 8 centimètres de Hg. Le cœur très faible et jusque-là accéléré s'est ralenti à 60 pulsations environ. La respiration est très superficielle (45 à la minute). Quelques mouvements convulsifs de l'animal.

Cinq à six minutes après cette période, les battements du cœur commencent à se renforcer, atteignent 90, 92 par minute ; les oscillations cardiaques, mises en évidence par les oscillations du mercure, augmentent et atteignent peu à peu 2 centimètres d'amplitude ; la pression moyenne remonte à 10, 11 centimètres. La respiration devient plus ample et s'accélère (64 par minute).

A ce moment, on délie l'animal qui, cependant, reste étendu, inerte, et a quelques mouvements convulsifs. Le cœur ne s'accélère pas davantage et ne reprend pas son rythme normal ; au contraire, il semble faiblir ; les oscillations manométriques diminuent à nouveau d'amplitude et au bout de 15 minutes, c'est-à-dire trois quarts d'heure après l'atterrissage, l'animal meurt après convulsions.

« En résumé : légère tendance à l'ascension de la pression sanguine en haute altitude. Baisse avec la descente peu marquée ; mais chute progressive après l'atterrissage avec troubles cardiaques. La seconde phase d'ascension commençait à se produire quand l'animal a succombé. »

Le schéma ci-joint représente ces phénomènes.

Cette ascension fut donc plutôt malheureuse pour notre lapin. Sa mort trouve une explication dans la baisse progressive de la tension sanguine pendant la descente et surtout après l'atterrissage, dans les phénomènes syncopaux et asphyxiques symptomatiques de l'anémie cérébrale qui en résulte et que traduisent d'ailleurs le ralentissement du pouls, malgré l'accroissement de l'hypotension, son affaiblissement progressif, l'accélération de la respiration et l'apparition des phénomènes convulsifs terminaux.

Il eut été intéressant de poursuivre ces expériences et d'établir le pourcentage de mortalité de différents animaux, lapins ou autres, ramenés rapidement au sol après un voyage en avion en haute altitude. Elles auraient, d'autre part, mis nettement en évidence le degré de l'hypotension suivant la rapidité des descentes, et l'influence, en général néfaste, qu'exerce sur l'organisme animal, l'augmentation rapide de la pression atmosphérique au cours des descentes en avion.

Cette influence se manifeste considérablement moins sur l'homme ; et c'est fort heureux pour le recrutement des adeptes de notre cinquième arme. La vie d'un ascensionniste quelconque, d'un pilote surtout, le prouve amplement. Nos observations, d'autre part, qui nous indiquent des oscillations plutôt faibles de la tension sanguine abondent dans le même sens.

Ces oscillations entraînent simplement, par leur répétition surtout, une fatigue d'abord cardio-vasculaire, puis nerveuse, généralisée enfin à tout l'organisme et inégalement précoce chez les différents pilotes.

Somme toute, que devons-nous conclure de ces expériences sur l'animal par comparaison avec ce qui se passe chez l'homme ?

C'est d'abord, chez l'un et chez l'autre, la tendance à l'ascension de la pression, coexistant avec une accélération du pouls à mesure que l'altitude augmente.

C'est ensuite et surtout, chez tous deux, la baisse progressive de cette pression pendant la descente, aboutissant lors de l'atterrissage à une hypotension nette, en même temps que se produit un ralentissement momentané du pouls.

C'est, en résumé, malgré leur exaltation chez l'animal, l'analogie totale de ses réactions cardio-vasculaires et de celles de l'homme, et l'existence nettement apparente d'une *hypotension sanguine immédiatement consécutive à tout voyage en aéroplane.*

CHAPITRE VI

Conclusions (applicables à l'organisme sain).

La notion capitale qui se dégage des différentes recherches subjectives et objectives expérimentales que nous avons entreprises sur de nombreux aviateurs et sur nous-même *pendant le vol,* notion que confirme l'analyse des réactions organiques d'un animal enlevé dans les airs : c'est que la tension sanguine, après avoir présenté des oscillations nombreuses et bien déterminées correspondant aux différentes périodes du vol, baisse pendant la descente et présente, sitôt l'atterrissage, une valeur inférieure à la normale du départ. Autrement dit, une *hypotension artérielle nette succède immédiatement à tout voyage en aéroplane.*

Cette hypotension est d'autant plus accusée :

1° Que l'altitude atteinte a été plus élevée ;

2° Que pour une même altitude atteinte, le vol a été de plus courte durée ; la montée et surtout la descente

ont été plus rapides ou plus mouvementées, ou accompagnées de troubles organiques divers.

Cette hypotension semble se prolonger peu de
temps après l'atterrissage. Une demi-heure après le
retour au sol, le pouls et la tension sanguine de l'aviateur ont retrouvé leur valeur primitive ; les réactions
cardio-vasculaires semblent de nouveau parfaitement
s'accomplir.

Si les oscillations de la pression constatées pendant
la montée, toujours relativement lente, peuvent être
envisagées comme le résultat des réactions vaso-motrices engendrées par la raréfaction progressive de
l'air et les facteurs qui en résultent, refroidissement
de la température, état hygrométrique différent,
modifications lentes de la composition chimique de
l'air (manifestement apparente au-dessus de 4.000
mètres) ; il semble que l'on doive attribuer surtout à
l'augmentation nouvelle et rapide de la pression barométrique, l'hypotension qui se produit et persiste un
certain temps après la descente.

La chute trop rapide de l'avion, en effet, ne permet
pas à l'organisme, et notamment à l'appareil cardiaque, d'adapter suffisamment son effort systolique aux
influences ambiantes trop constamment et trop brusquement changeantes. Il y a, dans cette recherche d'un
équilibre physiologique toujours fuyant et toujours
poursuivi, une cause de surmenage, c'est-à-dire de
fatigue cardiaque. Cette fatigue intervient certainement pour une grande part, en la rendant plus proche,
dans la lassitude disproportionnée avec l'effort fourni,
constatée chez la plupart des aviateurs.

La diminution progressive de la tension sanguine pendant la descente, malgré l'effort vaso-moteur et cardiaque, occasionne certainement au niveau des différents organes, notamment dans la sphère cérébrale, une anémie passagère dont l'intensité et la persistance sont subordonnées aux facteurs étiologiques rappelés ci-dessus.

Les impressions psychiques, telles que la peur, la notion du danger, par les réactions émotives qu'elles peuvent faire naître, semblent également accroître cette hypotension.

Il en est de même des troubles vertigineux, sensations erronées que provoquent les impressions cérébelleuses, kinesthésiques, oculaires et surtout auriculo-vestibulaires imparfaitement concordantes.

Gardons-nous, toutefois, de croire : que « l'éblouissement acoustique » occasionné par les bruits du moteur et les sons à tonalité suraiguë produits, sous l'influence du vent, par la vibration des tendeurs qui haubanent l'appareil ; et que l'hypertension labyrinthique passagère qui peut résulter d'un retard de la compensation auriculaire sous l'influence de l'augmentation de la pression extérieure, interviennent comme premières causes productrices des malaises éprouvés par les aviateurs.

L'hypotension générale produite par la descente en est le facteur causal essentiel et primordial. L'anémie qu'elle provoque dans les organes de l'audition modifie les conditions de réception des impressions statiques et acoustiques ; elle les rend plus sensibles aux traumatismes acoustiques nés du fonctionnement du moteur et du vol de l'avion.

Or, nous savons le rôle que jouent ces traumatismes et, d'autre part, l'augmentation brusque de la pression atmosphérique lorsque la compensation tympanique tarde à s'établir, dans la production de l'hypertension labyrinthique. L'ischémie locale mécanique qui en résulte et les troubles circulatoires qu'elle peut entraîner par la voie vaso-motrice, ne peuvent qu'augmenter l'anémie primitive. Il y a là un cercle vicieux pénible, dont les dangereuses conséquences apparaissent nettement si l'on considère les conditions dans lesquelles il s'établit.

A l'appui de cette théorie, nous invoquerons l'existence des troubles auriculaires au cours des descentes en ballon qui se font dans le plus reposant silence ; au cours des descentes à bord d'avions peu haubanés ou dont le moteur et par suite l'hélice sont « calés » ; descentes au cours desquelles agit seule l'augmentation de la pression atmosphérique.

Il semble que l'on doive attribuer à l'hypotension générale et à l'ischémie passagère qui en résulte au niveau des différents organes, dont la résistance aux influences ambiantes est momentanément amoindrie, une part énorme dans l'étiologie et la physio-pathologie des troubles nombreux, d'intensité et de précocité variables, qui caractérisent le mal des aviateurs.

La fatigue cardiaque, consécutive au surmenage cardio-vasculaire momentané, produit par une et surtout plusieurs descentes successives, doit être considérée non seulement comme la première conséquence de cette hypotension, mais secondairement aussi, comme un second facteur étiologique prédisposant aux troubles constatés chez les aviateurs.

Les réactions vaso-motrices liées à cette hypotension, les modifications que cette fatigue peut apporter au parfait fonctionnement des organes, en particulier de l'appareil rénal, dont l'altération chez les aéronautes a été nettement établie par le Dr Soubies, interviennent certainement de la même façon.

L'immunité que semblent posséder, vis-à-vis de ces différents troubles le jeune aviateur, ou l'aviateur plus accompli qui ne vole pas haut et change lentement de hauteur, existe d'autant moins chez les pilotes plus anciens que ceux-ci ont volé plus souvent, à de plus grandes altitudes et surtout qu'ils ont soumis leur organisme à de brusques dénivellations.

Cette constatation laisse entrevoir l'influence plutôt dépressive et sclérosante que peut avoir le vol en avion sur l'organisme humain.

DEUXIÈME PARTIE

Considérations sur l'aptitude à l'Aviation.

DEUXIÈME PARTIE

Considérations sur l'aptitude à l'Aviation.

CHAPITRE VII

Introduction

———

L'aviateur doit, autant que possible, être jeune et robuste ; sa constitution doit être parfaitement saine : cela résulte de nos précédentes conclusions.

Il doit posséder également, l'intégrité la plus absolue de ses différents organes.

Pour le démontrer, nous nous inspirerons de certaines constatations que nous avons pu faire pendant la guerre. Nous citerons quelques observations de pilotes, excellents et très adroits d'ailleurs, qui n'ont pu entrer dans l'aviation qu'après s'être fait classer inaptes aux armes de ligne, pour des séquelles de maladies contractées aux tranchées, ou plus souvent de glorieuses blessures.

En précisant les troubles que peut faire naître ou aggraver l'aviation chez le sujet, qui, sous une bonne santé apparente, cache de graves désordres organiques, ces observations feront ressortir les inconvé-

nients de ce mode de recrutement et les conséquences
qui peuvent en résulter.

Nous envisagerons donc successivement le cas des
anciens malades ou blessés, des organes de la vie de
relation et du système nerveux sensitivo-moteur, de
l'abdomen, de la poitrine, des oreilles et de l'appareil
d'équilibration ; des cardiopathes, des hypertendus
par suite de sclérose vasculaire et rénale en particulier. Nous présenterons, pour terminer, les résultats
d'une étude que nous avons entreprise, nous-même,
pendant le vol, sur un pilote atteint de néphrite chronique urémigenée, peu albumineuse. Quelques conclusions suivront, qui traiteront des aptitudes à l'aviation.

CHAPITRE VIII

Altérations périphériques ou centrales des fonctions de relation (le cas des anciens trépanés).

―――――

La vie aux altitudes imprime aux mouvements une lenteur assez particulière. Ce caractère existe nettement parmi les habitants des montagnes dont l'acclimatement est long à se produire. Il apparaît également parmi les aéronautes et les touristes qui parviennent au sommet des montagnes sans avoir eu à dépenser le moindre effort musculaire pendant le voyage, et qui éprouvent cependant à l'arrivée une certaine difficulté à se mouvoir. Ce qui prouve qu'en dépit de l'absence de toute fatigue, l'énergie musculaire diminue à mesure que l'on s'élève.

Ce fait, reconnu par Gastou qui, à 2.800 mètres, avait trouvé une diminution de la mesure de la fatigue, a été plus nettement établi au cours de plusieurs ascensions en ballon par le Dr Soubies, dont les conclusions sont les suivantes : « La force musculaire et la résistance à la fatigue diminuent à mesure que l'altitude augmente ; l'on peut même constater à une très grande hauteur une véritable impotence fonctionnelle.

A 3.000 mètres, la force musculaire paraît diminuée d'un quart, et, de son côté, la fatigue se produit beaucoup plus rapidement qu'à terre. Mais il faut tenir ici un large compte du degré de musculature et de résistance individuelles. »

Dans les escalades en montagne, qui nécessitent un effort musculaire plus ou moins grand, par suite une grosse dépense d'énergie, la fatigue se produit plus rapidement, l'organisme l'éprouve à une altitude plus basse. Elle intervient comme facteur très actif dans la production du mal des montagnes.

Pour l'aviateur, cette fatigue existe, généralement intense. Elle résulte, moins des mouvements, d'ailleurs assez restreints, adaptés à la conduite de l'avion, que de la tension nerveuse nécessitée par l'observation du maintien de sa stabilité normale dans les trois dimensions, verticale, longitudinale, transversale de l'espace. Cette tension diminue évidemment, dans une faible mesure toutefois, avec l'habitude du vol, avec l'entrainement. Autrement dit, le « sens du vol » s'acquiert plus ou moins rapidement, suivant l'habileté et l'adresse de chacun, par la répétition fréquente, d'abord voulue, puis finalement réflexe des mouvements nécessaires au pilotage. Néanmoins, une grande fatigue en résulte toujours.

La vitesse de déplacement de l'avion, contre ou dans la direction du vent, le violent courant d'air produit par l'hélice, lorsqu'elle est placée à l'avant, font, d'autre part, que l'aviateur, plus que tout autre ascensionniste est exposé au refroidissement. Or, nous savons quel rôle important il joue dans l'apparition de certains symptômes, notamment des troubles locomoteurs.

L'aviateur résistera d'autant mieux à ces influences diverses, que d'une part, il se vêtira mieux, et il y parvient fort bien actuellement, que d'autre part sa constitution sera plus saine et plus robuste.

Au contraire, la moindre altération anatomique de ses organes, en particulier de ses organes de relation, de sa sensibilité et de sa motricité générales, tendra à augmenter dans une proportion plus ou moins forte, les risques déjà si nombreux de son dur et dangereux métier.

De nombreux faits le prouvent. Ils se rapportent aux troubles fonctionnels qu'occasionnent les altérations, de quelque nature qu'elles soient, des voies nerveuses périphériques et des organes centraux. Aussi, maintiendrons-nous cette opinion de l'intégrité anatomique et physiologique nerveuse nécessaire aux aviateurs en dépit de l'observation suivante — d'un officier pilote guéri par trépanation d'une hémiplégie consécutive à une fracture du crâne par projectile de guerre, — observation qui semble infirmer l'existence des troubles que présentent généralement les anciens trépanés sous l'influence d'excitations diverses, telles que celles qui peuvent naître ici des variations de la pression atmosphérique et de ses conséquences sur l'organisme.

Nous la reproduirons telle qu'elle nous a été obligeamment communiquée par l'intéressé lui-même, que
nous remercions bien vivement de son extrême obligeance.

OBSERVATION

Hérédité. — Je n'ai pas connu mes grands-pères ; l'un
d'eux est mort d'une péritonite (sans doute appendicu-
laire ?). Grand'mère maternelle morte à 82 ans, sans infirmités ; grand'mère maternelle, âgée de 87 ans, possède
encore toutes ses facultés et une mémoire étonnante.
Souffre de rhumatisme déformant. Père, âgé de 58 ans,
bien portant. Mère morte à 54 ans, en 1911, d'une maladie
de reins, après deux ans de grandes souffrances (pyurie).
— Frères et sœurs : Je suis l'aîné. Un frère né un an après
moi, n'a vécu que 3 mois. Une sœur, de sept ans plus jeune
que moi, a été de santé fragile étant enfant. Bien portante
actuellement.

Personne n'est sourd, même légèrement dans ma famille.

Personnellement. Suis âgé de 32 ans. Suis né à 8 mois ;
j'ai eu des convulsions qui ont fait désespérer de me sau-
ver, varicelle, rougeole, oreillons avec orchite ourlienne.

Je n'ai jamais eu d'étourdissements, sauf pendant ma
croissance, vers 14 ans.

Suis entré dans l'aviation en 1911 et j'ai volé pendant
trois ans sans faire d'altitude. Je n'ai jamais ressenti de
vertiges ni d'autres troubles.

Blessé d'une balle d'infanterie à la tête dans les tranchées d'Arras, le 6 mai 1915, j'ai perdu connaissance et
j'ai beaucoup saigné. Cet évanouissement n'a duré que
quelques minutes. Hémiplégie totale gauche, bégaiement.
Trépané le 7 mai 1915 région fronto-pariétale droite, balle

extraite. J'ai failli avoir une méningite après la trépanation, dont les dimensions sont celles d'une pièce de 5 centimes. Blessure entièrement cicatrisée en quinze jours.

Les mouvements sont revenus progressivement. Six mois après cette blessure il ne me restait, comme troubles, qu'un peu de maladresse de la main gauche et une fatigue rapide de la jambe gauche à la marche, se traduisant par de la raideur. Ces troubles sont maintenant disparus presque complètement ; ils se sont effacés sans aucune rechute.

Entré de nouveau dans l'aviation en novembre 1915, après avoir été classé inapte à l'infanterie ; trois mois d'école à Ch... ; trois mois au G. D. E. au Plessis-Belleville ; arrivé en escadrille comme pilote de Farman, le 7 mai 1916, juste un an après ma blessure. L'altitude, le froid, la canonnade, les montées et les descentes rapides ne m'ont jamais rien fait. Ni battements de cœur, ni étourdissements, ni vertiges ; jamais de troubles de circulation ni de respiration.

Seul, le bruit du moteur, pendant les vols de deux et trois heures, me fatigue les oreilles, surtout à gauche. Cette fatigue se traduit par des bourdonnements qui durent tout le reste de la journée et une partie de la nuit. Sans doute occasionne-t-elle ou plutôt aggrave-t-elle la fatigue générale continuelle, la perte de mémoire et le grand besoin de sommeil que je n'ai cessé d'éprouver depuis ma blessure ; symptômes qui n'ont cessé d'augmenter jusqu'à mon arrivée à Nice (6 janvier 1917).

Après les vols, le bruit d'un choc, un coup de marteau par exemple, me produit une sensation douloureuse dans l'oreille gauche. Depuis le mois d'août 1916, les bourdonnements de cette oreille, ressemblant à une sonnerie électrique lointaine, ne cessent plus ni jour, ni nuit ; ils durent encore. Et la surdité augmente.

Le Dr G..... diagnostique, en octobre 1916, une otite catarrhale double, légère.

Le 3 novembre, vous m'avez fait entrer à l'hôpital Saint-

Charles, à T....., pour phosphaturie et bronchite suspecte avec mauvais état général.

Urines troubles. Suralimentation et cachets de glycérophosphates.

Evacué le 23 novembre pour être dirigé sur le Midi, je suis arrêté et hospitalisé à Lyon. Toujours suralimentation et glycérophosphates. La radioscopie montre : « Bronchite des deux sommets ». Pas de bacilles dans les crachats.

L'analyse des urines des 24 heures donne :	Volume. . . .	1.900
	P²O⁵.	3.80
	Phosphates. . .	8.29

Evacué le 6 janvier 1917 sur Nice. Alimentation ordinaire sans suralimentation, ma bronchite étant guérie, suppression des vins et alcools, acides et graisses ; piqûres strychno-phospharsinées Clin et toujours glycéro-phosphates. Je ne tousse plus du tout et vais mieux depuis que je suis ce traitement. Je ne bois que de l'eau Saint-Galmier et en petite quantité, car j'avais aussi de la dilatation d'estomac qui me congestionnait après les repas, ce qui augmentait les bourdonnements et la surdité. Un spécialiste consulté attribue présentement les bourdonnements et la surdité à la phosphaturie et à l'inflammation des fosses nasales et de l'oreille.

J'oublie de vous dire qu'après ma blessure, j'ai eu pendant plusieurs mois de violents maux de tête et j'en ai encore de temps en temps.

J'ai quelquefois des douleurs de reins, comme s'ils étaient enflés et brûlants. Je n'attribue pas ces troubles à l'aviation mais plutôt à un mauvais régime alimentaire. Je n'ai jamais eu d'albuminurie.

Que devons-nous retenir de cette observation plutôt complexe ?

Tout d'abord l'absence totale de réactions anormales dans les sphères psychiques, sensitives et motrices, périphériques et centrales sous l'influence de l'altitude. Les oscillations circulatoires qu'elle produit normalement dans la sphère cérébrale, en particulier au niveau de l'ancien foyer traumatique dont la cicatrice irrite constamment et accroît l'excitabilité des cellules nerveuses centrales, n'ont même pas déterminé l'apparition de symptômes d'irritation corticale, d'épilepsie réflexe ou jacksonnienne. Elles n'ont occasionné non plus aucune aggravation des parésies anciennes.

Ses ascensions étaient suivies seulement d'une sensation de fatigue intense, nullement comparable à celle que peut éprouver dans les mêmes conditions un individu normal, et dont la grandeur en tout cas était disproportionnée avec la cause qui lui donnait naissance. De même, elles semblaient favoriser l'apparition, l'aggravation et la prolongation après l'atterrissage de nombreux troubles sensoriels, auriculaires notamment. Leurs effets, apparemment insignifiants et plutôt tardifs ne se sont jamais traduits par la moindre sensation vertigineuse ; seuls un assourdissement, une hypoacousie douloureuse persistaient quelques heures, de plus en plus pénibles.

Est-ce à dire cependant que ces différents phénomènes pathologiques d'origine corticale ne seraient pas apparus à un moment donné, si ce pilote avait continué à voler, et qu'ils n'apparaîtraient pas non

8

plus chez d'autres sujets dans les mêmes conditions ?

Nous le croyons d'autant moins que des crises épileptiques ont été parfois constatées à la suite d'ascensions en ballon. Et l'indifférence réactionnelle apparente aux influences ambiantes, attribuable, à la rigueur, au long entraînement de notre pilote, pourra très bien ne pas exister pour des individus plus âgés, ou plus novices dans le métier et qui présenteraient des altérations cranio-cérébrales semblables (1).

De nombreuses expériences nous ont appris, qu'à l'exclusion des canaux semi-circulaires, les centres mésencéphaliques suffisent à transformer les impressions labyrinthiques, ainsi que les impressions tactiles et visuelles, en réactions motrices appropriées à la conservation de l'équilibre et à la coordination des mouvements.

Ils sont le centre régulateur d'où partent, par un système de nerfs efférents se rendant aux muscles intéressés dans l'action, les impressions diverses qu'y apportent de nombreux nerfs afférents.

Leur rôle est donc excessivement important chez tout individu dont, en réalité, toutes les impressions périphériques peuvent intervenir dans le maintien ou la modification de l'équilibre du corps.

(1) Nous regrettons vivement de ne pouvoir le prouver par la relation de l'observation d'un officier pilote, le capitaine P....., inconnu de nous et dont vient de nous entretenir notre Chef, officier hémiplégié à la suite d'une blessure du crâne par balle, puis guéri après trépanation. Des troubles parétiques apparaîtraient d'une façon constante dans son bras et dans sa jambe lorsqu'il dépasse 1.800 mètres environ, qui lui enlèveraient toute confiance.

Il apparaît l'être encore davantage pour l'aviateur dont les sensations tactiles, gustatives et de l'odorat, dont la sensibilité générale, la force et l'amplitude des mouvements sont diminués du fait de l'altitude ; dont les sensations kinesthésiques diverses sont modifiées dans les mêmes circonstances ; dont les sensations visuelles et auditives sont, en plus, altérées par les mouvements divers et les bruits intenses qui résultent du vol de l'avion.

Si l'on considère, maintenant, que ces altérations doivent être perçues, mesurées et corrigées par des centres dont les cellules nerveuses voient, d'autre part, leur excitabilité se modifier sous l'influence des oscillations circulatoires liées aux changements d'altitudes, et qui, comme nous l'avons établi, correspondent le plus souvent et surtout à la descente, à de l'ischémie légère et fugace, l'on conçoit toute l'importance qu'il faut attacher, dans le choix des pilotes, à l'intégrité anatomique et fonctionnelle la plus absolue des centres nerveux et des différentes voies de conduction nerveuse.

Plus parfait sera leur fonctionnement, plus certainement les aviateurs posséderont à tout instant et en toutes circonstances ce sens de l'équilibre, dont ils ont tant et si constamment besoin. La moindre altération anatomique, au contraire, de l'une quelconque des parties de l'arc nerveux, sera la cause d'une moins parfaite transmission des impressions périphériques, modifiées et amoindries déjà du fait de l'altitude, et de leur plus ou moins déficiente perception par les centres nerveux. Moins, dans le cas de circulation cérébrale activée ; plus, lorsque l'anémie consécutive à la baisse de la tension sanguine que nous avons enregistrée au début de la montée et pendant toute la descente, aura occasionné, après un stade passager d'exaltation, une diminution plus ou moins marquée de l'excitabilité des cellules nerveuses.

Sous l'influence de ces deux causes, dont l'intervention simultanée combine et aggrave les effets, une « rupture d'équilibre pourra résulter de la prédominance de l'un ou l'autre des centres antagonistes dont Magendie a supposé l'existence dans le cerveau et le mésencéphale ». Elle se traduira par des perturbations de toutes sortes, inégalement graves de conséquences, dans le fonctionnement des divers organes, et dans les réactions motrices notamment.

Des dangers nombreux menacent donc constamment l'aviateur dont le système nerveux, à la suite de maladies ou de traumatismes, n'a pas recouvré sa parfaite intégrité anatomique et physiologique, psychique, sensorielle et sensitivo-motrice.

Aussi leur déconseillerons-nous vivement la pratique de l'aviation.

*
**

Par les réactions nerveuses périphériques qu'elles déterminent, les lésions musculaires ou squelettiques peuvent également gêner considérablement l'aviateur et constituer une *contre-indication relative* au pilotage.

De nombreuses observations le prouvent.

Nous avons connu, en effet, un officier, pilote de Caudron, qui était singulièrement gêné par une cica-

trice invaginée, située au tiers moyen de la partie
antérieure de la cuisse droite. Elle résultait d'une
blessure par balle des fibres musculaires superficielles
du quadriceps. Pas ou seulement peu douloureuse au
sol à l'occasion de marches prolongées, elle le devenait beaucoup plus, généralement au-dessus de
2.000 mètres, plus tôt quelquefois, lorsque le froid,
qu'il évitait cependant en se couvrant bien, devenait
plus vif. Des crampes plus ou moins persistantes,
parties de cette cicatrice et irradiées à tout le membre (?), lui faisaient involontairement donner de forts
coups de pied sur le palonnier de direction.

Cette manœuvre ne présente évidemment qu'un
danger très minime pendant le vol horizontal ; mais
combien terribles peuvent être ses effets, si elle vient
à se produire dans un virage ou dans une descente
en spirales. Elle peut amorcer une « vrille » qui, suivant la hauteur et la marque de l'avion, pourra ou ne
pourra pas être corrigée !

Un autre pilote, célèbre parmi nos bombardiers, qui
présente une paralysie des muscles extenseurs du
pied, consécutive à une fracture ancienne de la che-
ville, est également quelquefois gêné par le froid. Mais
sa principale gêne vient de ce qu'il ne peut relever
le pied, par suite attirer à lui sa palette de direction ;
d'autre part, de ce qu'il ne peut apprécier l'amplitude de ses déplacements par suite de troubles de
sensibilité. Aussi remplace-t-il ces palettes par un
palonnier auquel il fixe solidement son autre pied. Il
supplée de la sorte à l'insensibilité et aux troubles
moteurs du premier.

Ce cas, auquel nous pourrions joindre également celui de notre « as à la jambe de bois », nous montre évidemment que dans ces conditions le pilotage est possible... mais au prix de quels stratagèmes et surtout de quels dangers !

Dirons-nous également qu'un officier observateur, mort héroïquement en combat aérien était très gêné, non seulement à terre, mais aussi et surtout dans la nacelle de l'avion par une ankylose partielle de la hanche, consécutive à une fracture qui limitait singulièrement ses différents mouvements ?

Une parfaite agilité est nécessaire en avion au passager qui, surtout en guerre, doit observer, veiller à l'approche de l'ennemi et souvent le combattre. Elle est indispensable au pilote qui sortira d'autant plus aisément d'une mauvaise situation, que ses mouvements s'exécuteront avec une plus grande précision et une plus régulière souplesse.

D'autres observations, également convaincantes, pourraient encore être recueillies parmi les aviateurs militaires actuels. Les considérations auxquelles ont donné lieu celles que nous avons résumées nous font considérer que l'aviateur triomphera d'autant plus facilement des nombreux dangers que lui fait encourir l'exercice de son métier aux différentes altitudes : que seront plus parfaits, au point de vue anatomique en particulier, ses différents organes et notamment son système nerveux en général ; que sera plus précis et plus différencié leur fonctionnement ; qu'en un mot il percevra mieux les nombreuses sensations qui doivent assurer sa constante équilibration.

Une attention toute spéciale devra donc être apportée à l'examen du système nerveux cérébro-spinal et des organes de relation des candidats aviateurs.

Les anamnestiques nous fourniront tous les renseignements désirables sur les tares nerveuses personnelles, héréditaires ou acquises. L'examen clinique somatique nous confirmera la parfaite constitution générale, de même que les examens objectifs et subjectifs de la sensibilité générale et sensorielle, de la motricité, de la réflectivité, du psychisme, nous renseigneront sur l'intégrité nerveuse. Enfin, l'application des méthodes récemment préconisées par les Docteurs Camus et Nepper, dont le but est de rechercher chez les candidats, à l'aide du chronomètre électrique de D'Arsonval, le temps mis par les impressions visuelles, tactiles et auditives à donner naissance à un mouvement d'adaptation ou de défense, complétera ces données diverses. Elle nous permettra d'éliminer ceux dont les temps de réactions psycho-motrices dépasseront par trop les temps moyens suivants donnés par de bons pilotes.

19/100ᵉ de seconde pour les réactions d'origine visuelle.

14/100ᵉ de seconde pour les réactions d'origine sensitive et auditive.

CHAPITRE IX

Lésions des organes abdominaux

————

Les ascensions en montagne et en ballon sont souvent marquées par l'apparition de troubles digestifs. La sensation de soif apparaît la première, moins pénible chez l'aéronaute en raison de l'absence de l'élément de fatigue. Elle précède de peu l'anorexie et le défaut d'appétit, qui chez les alpinistes peut aller jusqu'au dégoût insurmontable des aliments.

Les nausées et les vomissements s'observent fréquemment. On note parfois de la diarrhée ; plus souvent de la dilatation des gaz intestinaux causant mécaniquement une gêne profonde de la respiration, et par voie réflexe des éblouissements, des vertiges, de la torpeur, des troubles circulatoires.

Cette dilatation des gaz intestinaux sous l'influence de la faible tension de l'air extérieur, constatée par Colin, d'Alford et niée par Regnard qui fait remarquer que « l'intestin est ouvert à ses deux extrémités », a été de nouveau signalée par P. Bert, qui s'est placé sous la cloche de la machine pneumatique. « Il m'a paru, dit-il, que ce gonflement était assez fort pour agir même sur la respiration et en gêner les mouvements : j'ai constaté sur moi-même ce gonflement désagréable ».

Elle intervient certainement mécaniquement et par voie réflexe dans l'étiologie et la pathogénie du mal des altitudes.

En refoulant le diaphragme et en le faisant bomber davantage dans le thorax, elle en réduit la capacité. Elle apporte aussi une gêne profonde à l'aspiration thoracique produite normalement par le vide pleural et déjà amoindrie par suite de la baisse de la pression atmosphérique.

Dans ces conditions, l'inspiration devient de plus en plus fréquente et difficultueuse, pénible, anxieuse. En montagne surtout, l'essoufflement en résulte quelquefois.

Il se produit une accumulation du sang dans le système veineux pulmonaire et, au contraire, un ralentissement de la circulation artérielle ; d'où « nutrition imparfaite des tissus, anémie cérébrale ». Germe a établi sur ce défaut d'aspiration du sang dans les poumons, par suite de la diminution de l'aspiration thoracique, sa théorie pathogénique du mal des altitudes, dite de l'anhémospasie.

Ces troubles ne peuvent que favoriser ou accroître les effets produits sur l'organisme, par les modifications progressives de la composition de l'air à mesure que l'on s'élève et qui sont, elles, les véritables causes productrices du mal des altitudes. Elles agis-sent, soit par anoxémie, selon P. Bert, soit par acapnie, comme le veut Mosso. « L'organisme étant très sensible au défaut du gaz carbonique dans le sang, et l'étant bien moins au défaut de l'oxygène, c'est donc à l'acapnie qu'il convient de rapporter, les vomissements qui se produisent à des altitudes inférieures à 3.000 mètres. A ces faibles hauteurs, la cyanose, la tendance au sommeil, la fatigue, les palpi-tations, les troubles de la vue qui constituent les principaux symptômes de l'anoxémie, n'existent pas encore. Si l'on étudie les rapports du vomissement avec les mouvements respiratoires, on constate que celui-ci se produit dans la période où il y a une excita-tion des centres qui accélère le rythme et diminue la profondeur des inspirations. La preuve que l'acapnie est bien la cause du vomissement, c'est l'influence bienfaisante produite par les inhalations d'acide car-bonique, ce gaz, mélangé bien entendu d'oxygène, formant le meilleur remède, et rétablissant presque instantanément les conditions normales en rendant à la respiration sa profondeur et en dissipant la fatigue. Le pouls est considérablement ralenti, il se produit une profonde sensation de bien-être. L'adjonction d'acide carbonique rend une partie de sa valeur à la tension partielle de cet acide dans le sang lorsque la dépression est faible ».

Les troubles circulatoires, vaso-moteurs, que peut développer par voie réflexe, le gonflement abdominal, ne sont pas négligeables. Ils consistent en congestion céphalique, vertiges, bourdonnements d'oreilles, baillement, sensations de lourdeur, de fatigue. Par leur pathogénie et leurs caractères, ils rappellent l'atonie gastro-intestinale.

Cette distension abdominale, conséquence de la dépression barométrique, doit se produire chez l'aviateur, au même titre que chez les autres ascensionnistes. Peut-être même les rapides changements d'altitudes en augmentent-ils l'intensité.

Personnellement, nous n'avons jamais été gêné par ce phénomène.

Il est possible néanmoins d'attribuer à ses effets, une part des troubles digestifs et notamment des vomissements que présentent un certain nombre d'aviateurs pendant le vol.

Nous avons remarqué maintes fois que les individus atteints d'atonie gastro-intestinale plus ou moins nette, y sont particulièrement sujets.

A l'appui de ces faits, nous citerons l'observation suivante que nous devons à l'obligeance de nos deux amis X..., lieutenants-pilotes tous deux, et très instructive à cet égard. Ils ont bien voulu nous permettre sa communication ; nous les en remercions vivement.

OBSERVATION

Père. — Typhoïde à 26 ans. Vers 33 ans, crise de trau-rhumatisme articulaire subaigu léger. Ultérieurement troubles intestinaux produits par de l'entéro-colite.

Mère. — Troubles gastriques, intestinaux et hépatiques très accentués après la naissance du lieutenant X..., qui est le second de quatre enfants bien portants. A l'occasion de la quatrième grossesse, insuffisance cardiaque sans bruits d'orifices, qui a cédé au traitement, ne laissant aucune lésion ni aucun trouble du rythme. Est sujette aux bronchites.

Collatéraux. .. Trois frères et sœurs bien portants.

Le lieutenant X..... est né en 1891. Bel enfant en naissant, il a été nourri au sein et s'est parfaitement développé. Rougeole à 3 ans. A 5 ans, coqueluche suivie d'une première crise de rhumatisme articulaire aigu qui a duré une quinzaine de jours, avec persistance de douleurs articulaires vagues pendant plusieurs années. A 15 ans, ictère catarrhal bénin.

A 17 ans, deuxième crise de rhumatisme polyarticulaire aigu, violent, d'où semblent dater, dit son frère, les bruits surajoutés constatés ultérieurement à l'auscultation du cœur. Vers cette époque également début de troubles digestifs vagues, difficiles à préciser. Une saison à Wiesbaden, puis deux à Plombières, ont donné chaque fois d'excellents résultats.

Entre 18 et 20 ans, à diverses reprises, sensation d'oppression et dyspnée d'effort, lourdeurs digestives de courte durée. Pas d'épistaxis. A cette époque notre ami qui préparait son examen d'entrée à l'Ecole polytechnique, auquel il fut reçu à 20 ans, travailla beaucoup et fut très fatigué. Consulté, le Dr Lamacq, médecin des hôpitaux de Bordeaux, trouva tantôt un dédoublement du premier bruit (pseudo-galop de Bard), tantôt un souffle léger accompagnant ce premier bruit ou compris entre les deux temps de ce premier bruit dédoublé (souffle d'asthénie cardiaque de Bard et Lamacq). Les accidents subjectifs furent améliorés par le repos, une diététique sévère et par la digitaline (V gouttes pendant dix jours).

Gêne moins grande les années suivantes, car défaut de surmenage, travail moins fatigant. Son frère, médecin et pilote-aviateur, nous dit que pendant sa vingt-unième année (première année d'école), il a constaté un cœur normal à la percussion donnant le plus souvent un choc normal à la palpation ; assez souvent vibration étendue de la paroi thoracique, exceptionnellement léger frémissement cataire présystolique dans la région apexienne. Signes stethoscopiques d'auscultation très variables. Perception de bruits normaux plutôt rare. Un dédoublement presque constant du second bruit prédomine tantôt à la base, tantôt à la pointe. Il est *parfois* accompagné d'un roulement présystolique, bref, que l'on perçoit sans dédoublement de ce second bruit. Le rythme mitral complet ne se trouve qu'exceptionnellement réalisé.

En général, pouls entre 80 et 90. Le malade dit qu'après sa seconde crise de rhumatisme et pendant plusieurs mois, le pouls était à 120. Il n'éprouvait pas de palpitations, mais son cœur battait fort à l'occasion des efforts, et après les repas.

A 21 ans, en 1912, son service militaire dans l'artillerie lui paraît pénible. Il fait beaucoup de cheval, et s'en trouve cependant bien. Quelques troubles d'entérite qu'il néglige de soigner. Il agit de même pour une dilatation gastrique cependant nette déjà, et constatée par un médecin.

Début de la guerre très pénible comme lieutenant d'artillerie de campagne. Les fatigues, les intempéries et la mauvaise alimentation lui occasionnent une entérite grave qui nécessite son évacuation en octobre 1914 et ne cède qu'à plusieurs mois d'un régime sévère. Rentre ensuite à son dépôt où il se surveille et achève son rétablissement.

Quelques mois après il entre dans une école d'aviation, y obtient rapidement son brevet de pilote sur Farman. Passe ensuite sur Caudron G 3, puis sur G 4. Se trouve bien pendant le vol, n'accuse que de la fatigue des oreilles et sensation de tempes serrées à la suite de descentes rapides, phénomènes surtout nerveux, dit-il, et qui n'ont jamais reparu. Sans doute son entraînement les lui rendait-il moins appréciables.

Arrivé en escadrille en février 1916 sur Caudron G 3. Ses ascensions fréquentes ne l'incommodent pas tout d'abord. En mai 1916, il commence à ressentir quelquefois pendant le vol, à la montée, et surtout dans la journée après les repas, de l'oppression et de l'essoufflement. Il surveille son régime, sur notre conseil, et se trouve mieux. En juin, ayant eu à voler souvent, il se sent fatigué et note de l'oppression après les atterrissages succédant à de hautes altitudes, oppression diminuée ou supprimée par les descentes lentes (25 à 30 minutes pour 3.500 à 4.000 mètres).

A ce moment, nous l'examinons complètement.

C'est un garçon de taille moyenne, de constitution forte. Tempérament sanguin, nerveux. Rien d'anormal au niveau des reins, des poumons, de l'appareil nerveux.

Appareil circulatoire. — Pouls à 80 en moyenne, régulier, mais paraît un peu mou et parfois inégal.

Cœur. — Choc normal à la pointe, avec parfois sensation de frémissement cataire dans la région méso-cardiaque. Des examens répétés ultérieurement ne l'ont pas révélé constant. Auscultation très variable, rarement absolument normale. Ou bien, comme cela se produit le matin, à jeun, un léger souffle inorganique se greffe sur les bruits du cœur qui paraissent normaux. Ou bien, ainsi que nous l'avons constaté dans plus de la moitié de nos nombreux examens, il existe un roulement diastolique accompagné ou non de dédoublement du second bruit. Pas de renforcement présystolique, ni de souffle systolique. Ces bruits anormaux surajoutés s'entendent avec le plus de netteté dans la région méso-cardiaque et ne se propagent pas. A peine sont-ils perceptibles à la pointe. Ils paraissent s'exagérer à l'occasion des fatigues et des repas. Dans les mêmes conditions, phénomènes subjectifs plus intenses.

Appareil digestif. — Appétit bon. Digestions plutôt pénibles accompagnées parfois de battements cardiaques, de troubles vaso-moteurs périphériques, de bourdonnements, d'éblouissements, d'éructations, de gonflement du ventre souvent très prononcé. Lourdeurs digestives. Fatigue générale. Pas de vomissements. Vents nombreux, selles normales.

A l'examen physique : ventre très étalé au niveau des flancs rappelant presque le ventre de batracien des ascétiques. Gonflement généralisé, accentué. Paroi mince, très flasque, qui se laisse facilement déprimer et permet de bien sentir les organes et anses intestinales sous-jacents.

A la percussion hypersonorité de tout le ventre, tympanique, de la région gastrique surtout, qui s'étend jusqu'au niveau d'une ligne passant par l'ombilic. Gargouillement épigastrique, péri- et sus-ombilical. L'existence d'une dilatation gastrique est certaine : elle est organique, mais surtout fonctionnelle, atonique. A notre avis elle est largement la cause des troubles cardiaques précités ; d'ailleurs la confirmation nous vient du pilote lui-même qui a remarqué nettement que « la fatigue du cœur coïncidait avec celle des voies digestives ». Différents traitements institués, qui furent plus ou moins observés, n'ont pas toujours été heureux, ou bien leurs bons effets n'ont pas duré longtemps.

En juillet sont apparus des épistaxis abondantes, d'abord pendant le vol, d'autres fois après l'atterrissage, puis le matin au réveil. Elles ne cédaient que difficilement à l'antipyrine et impressionnaient vivement notre malade qui craignait la production d'une syncope, et, tout en pilotant, s'ingéniait à les faire cesser. En même temps, il a noté la fatigue à partir d'altitudes dont la grandeur a décru de juillet à août au fur et à mesure que l'état général devenait moins bon.

En août, il interrompt son service sur nos conseils et reçoit nos soins. Un régime approprié améliore son tonus gastro-intestinal. De la digitaline à dose cardio-tonique (V gouttes pendant dix jours), prise plus tard, produit également d'heureux effets.

Quinze jours après la cessation de ce traitement, des essais de vol sont accompagnés d'épistaxis nouvelles ; des troubles digestifs reparaissent accompagnés ou suivis de désordres vaso-moteurs.

A ce moment il est dirigé sur la Maison de convalescence des aviateurs, où il trouve un parfait repos physique et moral.

Interdiction absolue de voler. Traitement hygiénique, diététique.

Amélioration de son état. — Un examen radioscopique pratiqué en novembre 1916, semble, d'après les conclusions du Dr Josué, avoir infirmé l'existence d'une lésion mitrale.

En décembre, il entre dans un service technique qui l'absorbe beaucoup et où d'abord il ne vole pas. De ce fait il constate une grande amélioration de son état.

En janvier 1917, quelques vols tentés à faible hauteur (500 mètres au maximum) « lui sont agréables au point de vue état physique » et lui font plutôt du bien. Toutefois un essai d'altitude sur G 4 (1.700 mètres) le fatigue beaucoup et lui occasionne des malaises pendant les deux jours suivants. Augmentation des lourdeurs digestives et troubles réflexes.

Actuellement (mars 1917), grosse amélioration, côté cœur, et disparition totale des saignements de nez qui avaient persisté jusqu'en novembre 1916.

Son frère constate un cœur régulier battant à 90, une heure et demie après les repas ; un premier bruit prolongé plutôt que dédoublé, second bruit non dédoublé ; il ajoute cependant qu'en janvier, ce second bruit était certainement dédoublé avec ou sans roulement présystolique. Troubles fonctionnels insignifiants, parfois même inexistants.

« Estomac peu brillant, m'écrit-il, mon frère m'a mis à un régime sévère, pain grillé, viandes rôties, légumes bouillis, suppression de la boisson aux repas et pendant la digestion, sauf une tasse d'infusion après les repas. En somme, grosse amélioration. Je continue mon régime dont je me trouve très bien et ne vole pas. »

En somme, que trouvons-nous chez ce pilote ? Des troubles cardiaques, assez constants c'est vrai, mais très irréguliers dans leurs manifestations et dans leur intensité. Ils dépendent nettement de phénomènes digestifs anormaux, liés à une atonie gastro-intestinale nettement caractérisée.

Le vol à de hautes altitudes, en déterminant des manifestations morbides diverses : oppression, essoufflement, congestion céphalique, épistaxis, fatigue cardiaque et générale, a ébranlé profondément son moral et sa santé physique. Celle-ci n'est redevenue meilleure qu'avec le repos, le régime et surtout l'interruption du vol. Leur influence nocive est indéniable. Ils occasionnent chez notre pilote qu'une lésion anatomique y prédispose, un développement plus marqué de l'atonie pré-existante, une exaltation des troubles mécaniques ou nerveux qui en sont la conséquence.

Les épistaxis abondantes, rebelles, présentées par notre pilote, à des altitudes plutôt faibles, alors qu'elles peuvent apparaître entre 8.000 et 9.000 mètres en ballon, nous le prouvent de façon évidente.

Si l'on songe maintenant aux oscillations normales de la tension sanguine sous l'influence des changements d'altitudes réalisés en aéroplane, on peut envisager les modifications qu'y pourront apporter les lésions chroniques du tractus gastro-intestinal ; dans l'espèce, les lésions atoniques comme chez notre pilote.

Nous n'avons pas eu l'occasion d'observer des pilotes, anciens blessés de l'abdomen, par balles ou éclats d'obus. Il est vraisemblable que, pour eux, des

9

tiraillements, des douleurs, naîtront au niveau des adhérences cicatricielles, à des hauteurs différentes pour chacun d'eux. Elles pourront être le point de départ de réflexes, sur la nature desquels l'expérience de Goltz sur la grenouille et le coup de poing épigastrique du boxeur nous fixent amplement.

Le danger que peut créer pour l'aviateur, l'altération des voies digestives abdominales est donc réel. Il apparaît très sérieux, tant au point de vue vital, étant données les circonstances dans lesquelles il peut naître, qu'au point de vue de l'évolution qu'il imprime à la maladie et du pronostic immédiat et distant qui en résulte.

Il nous paraît donc utile de déconseiller l'aviation à tous ceux qui sont atteints d'affections chroniques douloureuses, avec ou sans exacerbations paroxystiques, des voies digestives, abdominales surtout.

Dans le choix des élèves pilotes, il sera bon de pratiquer un examen subjectif et objectif approfondi de l'abdomen. Les sujets, porteurs de lésions chroniques ne se manifestant qu'à peine, pourront, à la rigueur, recevoir un avis favorable à leur entrée dans le personnel navigant de l'aviation. Par exemple, ils devront surveiller leur régime et se confier au médecin dès l'apparition des moindres troubles. Quant à ceux, en particulier, qui présentent de l'atonie digestive, surtout si elle est prononcée et complique une altération organique, il vaudra mieux les refuser.

CHAPITRE X

Lésions des organes respiratoires

———

La difficulté inspiratoire croissante et l'accélération de la respiration qui se produisent à mesure que
l'on s'élève dans l'atmosphère, trouvent une explication dans les théories générales du défaut de pression
barométrique, de l'anoxémie, de l'acapnie, de la
fatigue. Ces facteurs agissent simultanément et de
façon plus ou moins prépondérante sur le fonctionnement des divers organes, selon l'état atmosphérique,
le mode et la rapidité d'accès aux différentes altitudes. Le mécanisme suivant lequel ils interviennent
pour modifier les échanges respiratoires en particulier, et que nous avons envisagé dans notre chapitre III, nous fait apparaître l'absolue nécessité du
parfait fonctionnement, par suite de l'intégrité des
différentes parties de l'arbre respiratoire pour tout
ascensionniste.

La pratique des ascensions en ballon, et surtout des
ascensions en montagne, au cours desquelles la fati-

gue, par l'auto-intoxication qu'elle détermine, joue un rôle si important, a rendu cette notion nettement évidente. Elle nous a permis de constater la production plus rapide de l'essoufflement et la fréquence plus grande des stases pulmonaires, voire des épistaxis et hémoptysies chez les sujets que des lésions anatomiques des organes respiratoires y prédisposent, par la réduction qu'elles entraînent de la ventilation pulmonaire et du champ de l'hématose. Cette prédisposition est, d'ailleurs, plus accentuée lorsque coexistente des lésions cardiaques, valvulaires mitrales par exemple, ou des lésions rénales dont l'influence généralement hypertensive ne nous échappe pas.

De même l'obstruction nasale qui se produit au cours des rhinites congestives, attribuée, par le Dr Cousteau qui la constata à bord de l'*Ariel,* en 1902, à la diminution de la pression barométrique plutôt qu'à l'état hygrométrique de l'air, nous montre l'importance que peut avoir la persistance de la perméabilité nasale aussi bien sur le maintien de l'équilibre, que sur la respiration.

L'aviateur est exposé aux mêmes modifications atmosphériques que les autres ascensionnistes, c'est évident. Mais leurs effets peuvent lui être rendus plus sensibles par la ventilation née de la vitesse de l'avion, par l'effort musculaire et nerveux que nécessite le pilotage et surtout par la grande rapidité avec laquelle s'effectuent les changements d'altitude.

La nécessité d'un fonctionnement respiratoire parfait apparaît pour lui plus impérieuse que pour tout autre ascensionniste.

Nous essayerons de le prouver en citant les observations de certains sujets admis dans le personnel navigant, que nous avons recueillies avant et surtout pendant la guerre.

L'anatomie pathologique nous apprend qu'une simple infiltration embryonnaire persiste souvent seule au niveau des récents foyers inflammatoires des poumons et des bronches. Sa disparition progressive, du reste dans les foyers plus anciens, coexiste avec le retour de plus en plus complet de l'élasticité pulmonaire.

Il apparaît donc net, *à priori,* qu'un sujet, jadis atteint d'affection broncho-pulmonaire aiguë et parfaitement guéri, peut faire de l'aviation. Nous regrettons ne pouvoir donner, ici-même, l'observation intéressante d'un officier pilote, tout à fait rétabli d'une pneumonie grave et qui n'a éprouvé aucun trouble respiratoire au cours de plusieurs ascensions jusque 4.000 mètres sur *Sopwith,* quatre mois après sa guérison.

Lorsque de l'emphysème a succédé à des lésions aiguës primitives ou plus souvent récidivantes, il vaut mieux que le sujet ne fasse pas d'aviation.

Chacun sait, en effet, la gêne qu'éprouve un emphysémateux à respirer dans un air dont la raréfaction est progressive. La baisse de la pression atmosphérique et la diminution pathologique d'élasticité de son tissu pulmonaire, combinant leurs effets, rendent ses inspirations de plus en plus pénibles et incomplètes, alors qu'au contraire ses expirations sont de plus en plus faciles et complètes. Les modifications concomitantes croissantes de l'air atmosphérique à mesure que l'altitude croît nous permettent, d'autre part, de concevoir la précocité et la facilité avec laquelle naîtront chez lui des troubles respiratoires.

Pour toutes ces raisons, il ne pourra atteindre impunément les hauteurs de 3.000 et 4.000 mètres, auxquelles doivent accéder et se maintenir la plupart du temps les combattants de l'air, et ne rendra que de faibles services.

L'altération croissante possible dans ces conditions, de ses lésions organiques est un facteur nouveau qui l'invite à s'abstenir de voler.

La *tuberculose pulmonaire*, dans toutes ses formes, nous semble également devoir être considérée comme une contre-indication à l'aviation, en raison de l'action néfaste immédiate ou tardive que peut avoir celle-ci sur son évolution.

S'agit-il de simples réactions pleurales sèches, frottements, adhérences, contemporaines d'infiltrations embryonnaires parenchymateuses sous-jacentes et très localisées, ne se révélant par aucun signe stéthoscopique, ou consécutives à des pleurésies anciennes ? Elles peuvent occasionner une gêne mécanique intense qui se traduira par une limitation des mouvements respiratoires. Une réduction de l'aspiration thoracique, par suite du champ et de l'intensité de l'hématose, en résultera le plus souvent. L'apparition plus précoce des troubles des altitudes sera favorisée, en même temps que sera amoindrie la résistance du pilote.

Si, d'autre part, nous voulons bien nous souvenir que « la plèvre réagit sous l'influence des changements de pression » et que « des pleurésies ont été recueillies pendant un voyage en ballon », l'aggravation possible du pronostic éloigné de ces lésions sous l'influence des ascensions est indiscutable.

Tous ces troubles fonctionnels sont encore plus accusés lorsqu'existent des infiltrations, généralement tuberculeuses chez les jeunes sujets, du parenchyme pulmonaire.

Ils résultent du ralentissement circulatoire, des stases sanguines au niveau des foyers congestifs ou scléreux de ces lésions, et de la réduction de la capacité respiratoire qui en est la conséquence. Des accidents hémorragiques peuvent même les compliquer, dans les tuberculoses à tendances congestives notamment et simplement du fait de la dépression barométrique. « Dans ces cas pathologiques, en effet, écrit le Dr Soubies, l'équilibre peut être momentanément rompu entre la tension sanguine et celle de l'air contenu dans les alvéoles pulmonaires, et l'hémoptysie se produit. »

Ses conséquences immédiates apparaissent, combien terribles, pour l'aviateur dont la chute peut suivre. Par le véritable coup de fouet qu'elle est, d'autre part, pour l'évolution de la tuberculose, elle en assombrit gravement le pronostic.

Pour le prouver, nous citerons l'observation suivante d'un officier de 26 ans que nous avons soigné pendant plus d'un an, chez qui le vol en avion, a non seulement réveillé une tuberculose torpide, latente, mais a certainement accéléré son évolution.

OBSERVATION

Membre d'une famille dans laquelle aucun antécédent bacillaire n'a pu être relevé, tant parmi les ascendants que parmi les collatéraux, le lieutenant X...... a passé le plus souvent à la campagne et sans maladies aucunes, une grande partie de son enfance.

Engagé à 18 ans dans l'infanterie, il entre quatre ans plus tard à l'Ecole de Saint-Maixent, puis est versé comme sous-lieutenant dans un régiment d'infanterie quelques mois avant la guerre.

Il supporte bien les grandes fatigues du début de la campagne jusqu'en septembre 1914, époque à laquelle il reçoit une sérieuse blessure à la cuisse droite qui donne lieu à une hémorragie plutôt abondante. Laissé pour mort par les Allemands, qui, dit-il, « le voyant pâle, inondé de sang, ne l'achevèrent pas comme ils le firent de quelques blessés voisins », il parvient à rejoindre à grand peine nos lignes, la nuit suivante.

Sa guérison est rapide.

Au début de 1915, sur sa demande, il est nommé observateur en avion et chargé spécialement des missions photographiques.

Ses premières ascensions, assez nombreuses et rarement supérieures à 2.500 mètres à cette époque, ne lui occasionnent tout d'abord aucun trouble appréciable. Ce n'est que deux ou trois mois plus tard qu'il commence à ressentir une gêne respiratoire légère, mais croissante à la montée. Il ne s'en inquiète pas, sa santé générale lui paraissant excellente.

Le 28 mai, à onze heures, il a pour la première fois quelques crachements de sang, assez rapidement suivis d'une hémoptysie abondante qui dure deux jours. Il avait volé de 8 heures à 10 heures ce jour-là et avait atteint l'altitude de 2.100 mètres.

Je constate, à cette époque, une induration très nette du sommet droit avec quelques râles bronchiques. Trois jours après, son hémoptysie étant terminée, je l'évacue sur l'hôpital G....., à T....., où il reste huit jours. Envoyé en convalescence de trois mois dans sa famille, en Savoie, il rejoint son escadrille au bout de deux mois en août.

Son état général paraît bon à cette époque ; il se sent bien, possède un excellent appétit, digère bien, dort bien, ne transpire pas la nuit, ne tousse pas et ne crache pas. L'examen objectif confirme l'existence d'une induration nette assez étendue de son sommet droit, sans lésions de ramollissement. Le poumon gauche paraît normal.

Nous lui conseillons de ne plus voler et rendons compte de son état à ses chefs. Ils le placent à la tête d'un service peu fatigant, qui lui plaît, l'amène à vivre beaucoup au grand air mais lui laisse toutefois suffisamment de temps pour se reposer et se soigner. Il l'assurera parfaitement jusqu'au 9 août 1916, date de sa nouvelle évacuation motivée par une aggravation de son état général et l'apparition de signes de ramollissement.

Pendant toute cette période nous l'avons surveillé de près. Malgré le repos, le bon air et l'excellente alimentation qu'il n'a cessé de prendre, son appétit étant toujours resté excellent, son état général ne s'est pas amélioré. En dépit de quelques oscillations en plus de son poids, coïncidant avec des périodes meilleures, son amaigrissement est devenu plus apparent.

Il n'a eu que très rarement une élévation vespérale de sa température, son sommeil a toujours été bon, pas de sueurs nocturnes. Toux peu fréquente, rare ; expectoration muco-purulente très peu abondante contenant cependant de nombreux bacilles.

Cette constatation a devancé de plusieurs mois l'apparition des signes stethoscopiques du ramollissement de plus en plus apparent, au développement et à l'extension duquel nous avons assisté malgré un traitement rigoureux.

Lorsque nous avons obtenu son évacuation, qu'il avait précédemment refusée de nombreuses fois, son état général était plutôt médiocre et inquiétant, malgré l'apyrexie constante de sa maladie ; son moral était, d'autre part, très déprimé.

De l'hôpital de la M....., où il resta quelques jours, il fut dirigé sur Vernet-les-Bains, dont il ne put supporter le climat, et, de là, trois mois après, sur Amélie-les-Bains.

Une grippe (?) contractée en octobre, lui fit perdre très rapidement le bénéfice de toutes ses cures précédentes. Elle fut suivie d'une poussée évolutive nouvelle, très active, qui altéra profondément sa santé physique et morale. Une lettre qu'il nous adressa en décembre 1916 témoigne l'aggravation de son état et son désespoir. Une nouvelle lettre de sa famille, du début de juin 1917, nous indique que depuis, son état s'est encore aggravé à la suite d'hémoptysies abondantes et répétées depuis le mois d'avril.

———

Par le surmenage qu'elle a imposé à son appareil respiratoire, sinon fonctionnellement, du moins anatomiquement altéré, au début, l'aviation a certainement favorisé chez cet officier l'apparition des hémoptysies, et, consécutivement hâté l'évolution de la maladie.

Son influence, sans être aussi malheureuse, doit également être considérée comme néfaste dans les autres formes de la tuberculose. Cela résulte des rapides changements d'altitudes qui accroissent la débilité pulmonaire et favorisent les poussées congestives.

De même pour celles réalisées en ballon, les ascensions en avion ne sauraient exercer les heureux effets
de la cure dans une station d'altitude. Le séjour dans
les hautes sphères aériennes est trop bref, et la fatigue
consécutive à la montée et à la descente toutes deux
généralement rapides, aurait une action plutôt nui-
sible.

Les *lésions tuberculeuses bronchiques, pulmonaires
et pleurales nous semblent donc devoir être considérées comme une contre-indication absolue à l'aviation.*

Une attention spéciale doit être attachée également
aux ectasies bronchiques des jeunes sujets, aux œdè-
mes et congestions pulmonaires si fréquentes chez
les arthritiques, s'ils veulent briguer l'honneur, à
réserver le plus possible à la jeunesse saine et robuste,
de servir dans le personnel navigant de l'aviation.

Blessés de poitrine. — Les blessures de poitrine
quelles qu'elles soient, devraient être considérées,
selon nous, comme absolument incompatibles avec
tout service aérien. Le cas suivant qu'il nous a été
permis d'observer, nous aide à le démontrer.

OBSERVATION

Le lieutenant X....., âgé de 26 ans, dans les antécédents
héréditaires ou personnels duquel on ne relève aucune tare
acquit par de nombreux exercices sportifs et notamment
le jeu de foot-ball dont il fut souvent champion, l'excellente santé et la parfaite constitution physique qu'il possédait à la mobilisation. Il fut huit fois blessé dans l'infanterie, dont la dernière par une balle qui lui traversa le
poumon droit suivant une ligne dirigée d'un point situé

à deux centimètres au-dessus du mamelon droit, à la pointe de l'omoplate. Après trois mois de traitement il fut déclaré inapte à l'infanterie et obtint une convalescence de deux mois pour lui permettre de parfaire sa guérison.

Il l'employa tout d'abord, ainsi qu'il le fit d'ailleurs toujours par la suite, à améliorer sa respiration par la pratique de la gymnastique suédoise, de la marche et de la course graduée. Puis il apprit à piloter !

A la fin de sa convalescence il fut admis officiellement à faire partie du personnel navigant et compléta son entraînement. L'effet de celui-ci fut de porter successivement à 1.200, puis 1.500, puis 1.800 mètres la hauteur marquant l'apparition d'une gêne respiratoire, d'autre part, de moins en moins accusée. De même l'oppression, toujours éprouvée à partir de 1.500 mètres, diminua d'intensité. Elle était accompagnée parfois de tiraillements douloureux dans la paroi thoracique et de points de côté qui obligeaient ce pilote à interrompre son ascension, voire même à descendre.

A cette époque, qui est celle à laquelle il quitta notre groupe, il volait généralement à une altitude comprise entre 1.800 et 1.900 mètres. Lorsque, pour répondre à diverses nécessités guerrières il dut dépasser l'altitude de 2.000 mètres, des troubles plus sérieux naquirent. Il s'efforça d'en triompher et d'en retarder l'apparition en persistant à cette hauteur d'une part, en poursuivant ses exercices respiratoires, à terre, d'autre part. A ces hauteurs de l'écume apparaissait au niveau de ses lèvres, généralement rosée et assez abondante, parfois nettement sanguinolente. En même temps ses passagers remarquaient le bleuissement de ses lèvres, la cyanose des parties découvertes de son visage et la congestion de ses conjonctives oculaires. Lui-même se sentait plus gêné dans sa respiration et dans ses mouvements qui paraissaient plus mous, plus lents ; il interrompait alors sa montée, volait horizontalement, puis descendait lentement. Après l'atterrissage, il se sentait souvent très fatigué.

Malgré ces troubles, il persévéra énergiquement à voler, soutint vaillamment, sur son biplan Farman, vingt combats avec des avions de chasse ennemis, qu'il recherchait même, jusqu'au jour où la balle de l'un d'eux provoqua sa chute glorieuse sur le sol de notre cher pays lorrain.

————

Lorsqu'il ascensionnait, ce pilote éprouvait donc de l'oppression ; une gêne respiratoire intense lui faisait suite, qui se traduisait par l'apparition de phénomènes asphyxiques.

Si l'on songe aux accidents de toutes sortes dont cet état pathologique pouvait être la cause prédisposante, par exemple aux hémorragies possibles, sous l'influence de la dépression barométrique, au niveau des foyers cicatriciels pulmonaires, on sent combien précaire et incertaine était sa sécurité dans l'espace. Et l'on ne peut s'empêcher de considérer le danger, encouru inutilement par l'observateur qui l'accompagnait.

Les risques de l'aviation sont assez grands par eux-mêmes, pour qu'on ne les augmente pas encore en recrutant des pilotes parmi les individus atteints de blessures anciennes des organes de la respiration, même si leur guérison paraît complète.

Aussi conseillerons-nous d'*éliminer systématiquement dans le choix des élèves-pilotes les anciens blessés de poitrine quelle que soit la gravité de leur blessure et leur degré apparent de guérison anatomique et fonctionnelle.*

Nous rappellerons, pour conclure, qu'il serait bon d'agir de même à l'égard de tous ceux qui présentent des lésions tuberculeuses pleuro-pulmonaires non évolutives quelles que soient leur forme anatomopathologique et anatomo-clinique, et, *à fortiori*, évolutives.

L'emphysème pourra également être considéré comme une contre-indication à l'aviation, relative ou absolue suivant son degré de développement. L'état général servira de critérium.

CHAPITRE XI

Lésions de l'oreille et altération de la fonction d'équilibration chez l'aviateur

———

Plus nettement encore que chez les autres ascensionnistes, l'oreille paraît à double titre intéressée dans les vols en avion : comme organe de l'ouïe ; comme organe de l'équilibre.

Cela tient à ce que les bruits qui résultent du fonctionnement et du vol de l'aéroplane ajoutent une influence perturbatrice nouvelle à celle que fait naître la dépression barométrique, laquelle agit seule dans les ascensions en montagne ou en ballon.

Cela tient également à ce que les rapides déplacements de l'avion dans les trois dimensions de l'espace, nécessitent un plus constant et plus parfait fonctionnement des différents organes qui constituent l'appareil d'équilibration.

Les troubles dont l'oreille est le siège, dont l'intensité et les caractères sont subordonnés à l'état atmosphérique, à la grandeur des altitudes, au temps mis à les atteindre à la montée ou à la descente, ont été décrits précédemment (chapitre IV) en même temps que les autres manifestations subjectives qui caractérisent le Mal des Aviateurs. Nous n'en ferons pas une nouvelle énumération. Et nous rappellerons simplement le rôle que nous avons attribué dans leur pathogénie, à l'ischémie cérébrale passagère provoquée par l'hypotension sanguine constatée en avion, pendant la descente surtout.

Dans son étude de « l'Oreille chez les Aviateurs », notre maître en oto-rhino-laryngologie, M. le Professeur Jacques, a donné une parfaite description : d'une part, des troubles qu'il a éprouvés dans ses ascensions sur avions de types différents, et qui sont en tous points semblables aux nôtres ; d'autre part, des facteurs (étiologiques) qui interviennent dans leur production.

Pour lui, les conditions physiologiques anormales, créées par l'altitude, jouent un rôle accessoire, au moins pour la grande majorité des pilotes, jeunes pour la plupart, dont l'appareil circulatoire a conservé toute sa souplesse. « La sensation de constriction de la tête à la descente, due à la compression des tympans lorsque la trompe d'Eustache fonctionne imparfaitement, est le seul phénomène qui traduit pour eux la dénivellation. »

Il en est de même de celles qu'entraîne le refroidissement « variable avec la température ambiante, avec l'altitude, avec la vitesse relative de l'appareil » et dont les aviateurs atténuent singulièrement les inconvénients en s'abritant derrière les pare-

brises de leur nacelle, et en se couvrant chaudement.
Les effets sur les téguments de ceux qui s'y exposent
en se penchant en dehors de la nacelle pour observer,
ou en se levant pour mitrailler par exemple, se traduisent par une vaso-constriction périphérique passagère, à laquelle peut succéder, d'ailleurs assez rarement, une vaso-dilatation paralytique si la réfrigération a été trop intense et de trop longue durée. (Nous
en avons observé récemment (22 mars 1917) plusieurs
cas chez six aviateurs partis pour photographier la
« ligne Hindenbourg » et qui ont présenté des gelures
au 1er et au 2e degré de la face et des extrémités.) —
L'ischémie périphérique « a pour contre-partie une
congestion des organes profonds, notamment de la
muqueuse des premières voies aériennes, et de l'oreille
leur annexe ». La congestion périphérique consécutive
entraîne des réactions profondes de sens contraire.

A son avis le rôle principal revient aux influences
traumatiques qui résultent du fonctionnement de
l'appareil. Elles sont représentées :

1° Par le bruit des explosions qui produisent un
ronflement « à caractère presque musical à distance,
par suite de sa tonalité basse » auquel se surajoutent
sur les avions multi-moteurs « des battements ryth-
miques, particulièrement fatigants, dus à des interfé-
rences entre les tons voisins des moteurs non exactement accordés ».

2° Par le « sifflement strident de l'hélice déchirant
l'atmosphère.

3° Enfin par cet autre sifflement musical qui résulte
de la mise en vibration, par le courant d'air, des mul-

tiples tendeurs haubanant les ailes, et que l'on perçoit
clairement à la descente, quand le moteur fonctionne
au ralenti et surtout quand l'hélice est bloquée. »

L'action combinée de ces trois éléments, occasion-
nerait la production d'un véritable « éblouissement
acoustique », de durée plus ou moins longue, d'un
assourdissement accompagné de bruits subjectifs
pouvant se prolonger plusieurs heures, à la suite de
raids prolongés par exemple. Elle accroîtrait la sensation de fatigue constatée chez les aviateurs. « Ce
n'est pas uniquement aux efforts exigés par la
conduite de l'avion, dit-il, qu'il faut attribuer cette
extrême fatigue, puisqu'elle existe aussi bien pour le
passager dont l'activité est momentanée et restreinte,
que pour le pilote lui-même, mais aux conditions physiologiques auxquelles sont soumis tous les passagers.
L'action du froid et du courant d'air joue manifestement un rôle ; mais je suis persuadé que la plus lourde
part de responsabilité doit incomber à la fatigue nerveuse, conséquence de traumatisme acoustique prolongé. Les essais comparatifs que j'ai tentés à diverses reprises m'ont convaincu de l'efficacité de l'obturation des oreilles contre la fatigue consécutive aux
sorties en aéroplane. Le trouble organique correspondant aux effets physiologiques immédiats sur
l'ouïe et le système nerveux, de la navigation aérienne
avec les moteurs à explosion, consiste vraisemblablement dans une hyperhémie tympano-labyrinthique
intense, telle qu'on l'observe expérimentalement dans
la cure des surdités chroniques par les procédés dits
de « rééducation », au moyen d'appareils électriques

à lames vibrantes, fournissant un son puissant, comparable dans une certaine mesure au bruit de sirène des moteurs Voisin. Or, des accidents d'hyperesthésie labyrinthique avec bourdonnements persistants et parfois vertiges ont fait justement restreindre, sinon délaisser, l'usage de cette méthode, si riche de promesses, de traitement de la surdité. »

Au même titre que chez les chaudronniers, les maréchaux, les téléphonistes, ces traumatismes professionnels pourraient entraîner à la longue, chez les aviateurs, « des altérations anatomiques et des troubles fonctionnels définitifs » ; ils consisteraient en « bourdonnements, hyperesthésie acoustique, tendance à la neurasthénie, puis paralysie progressive de l'ouïe par épuisement fonctionnel des centres auditifs ». Et cela, avec d'autant plus de facilités qu'un âge plus avancé, et surtout des tares auriculaires ou nerveuses rendront moins souple l'appareil acoustique et moins élevé le coefficient de résistance à la fatigue, du système nerveux.

Les troubles de l'équilibration et les vertiges accusés par certains aviateurs résulteraient également de l'action exercée par ces traumatismes professionnels sur l'oreille statique. « Peut-être, dit M. le Professeur Jacques, oublie-t-on trop facilement que dans la capsule labyrinthique se juxtaposent, plongées dans le même liquide et soumises aux mêmes variations de pression et de circulation, les délicates ampoules membraneuses où s'arborisent les terminaisons nerveuses acoustiques et statiques. Font partie intégrante de l'oreille interne, les trois canaux semi-circulaires qui nous assurent l'exercice du sens de l'espace, dont la vue et le sens musculaire ne constituent que des béquilles. Or, suspendu dans l'espace, sans lien avec la terre et parfois isolé d'elle par une nappe de nuages, appuyé sur sa sellette oscillante, l'aviateur n'a plus, pour assurer son équilibre et le renseigner sur sa situation, que son labyrinthe postérieur et ses instruments. Le défaut de point d'appui fixe enlève la plus grande valeur aux sensations musculaires et la vue elle-même provoquerait le vertige plus souvent qu'elle ne le combattrait : témoin la pénible impression que produit une descente en spirale un peu prolongée ; l'avion semble immobile dans l'espace, et c'est la terre qui paraît au-dessous de lui animée d'une rotation folle. On conçoit aisément combien est redoutable pour le pilote-aviateur la moindre altération du sens de l'espace. Un trouble, même passager de l'équilibration, est gros pour lui de conséquences mortelles. Là où un vertigineux ordinaire n'éprouvera du fait d'un éblouissement qu'une chute à terre ordinairement sans conséquence, le pilote se verra précipité dans l'espace avec son appareil et ira s'écraser sur le sol, entraînant le plus souvent un camarade observateur. Or, l'éventualité n'a rien d'exceptionnel. Sans parler des cas — moins rares qu'on ne pense — de syndrome de Ménière,où la déséquilibration est brutale et complète, combien est-il de petits vertigineux qui se plaignent à peine de leur état parce qu'ils utilisent la béquille visuelle, s'arrêtent s'ils sont dans la rue et s'appuient au mur le plus voisin jusqu'à cessation du trouble ? Supposons ce

banal accident survenant à un pilote en plein vol :
dépourvu du contrôle visuel, et livré à ses impressions labyrinthiques, il cherchera à corriger par une
manœuvre de ses leviers de direction une inclinaison
imaginaire et, s'il persiste à vouloir « redresser » sa
direction subjectivement faussée, c'est le « glissement
sur l'aile » ou le « piquage » suivant que sera intéressé son canal externe ou son canal vertical. Cependant que les témoins de l'accident, incapables de
croire à une erreur de manœuvre aussi grossière de
la part d'un aviateur expérimenté, incrimineront
faute de mieux, une avarie de machine, hypothétique
et inexpliquée.

Parfois cependant les conséquences sont moins
graves ; je tiens d'un de nos bons pilotes, pourvu
d'une longue expérience de la navigation aérienne et
sujet à de légers troubles vertigineux en avion, qu'il
dût son salut, au cours d'un des récents raids de bombardement, à sa confiance en la stabilité de son appareil, dont il n'hésita pas à abandonner les commandes
pendant les deux ou trois minutes (?) que dura son
éblouissement.

Or, il faut bien reconnaître que la navigation
aérienne prédispose singulièrement au vertige auriculaire. La congestion réflexe et l'éréthisme nerveux,
causés par le traumatisme acoustique prolongé, ne
limitent évidemment pas leur action aux seules por-
tions auditives des ampoules labyrinthiques : l'appareil périphérique du sens statique ne saurait échapper
aux influences irritatives, qui agissent sur les parties
contiguës de l'oreille interne. Il est, d'autre part, aisé

de s'imaginer la fâcheuse influence que peut exercer sur les terminaisons du nerf vestibulaire, une trompe imperméable chez un sujet exposé à subir, dans l'intervalle de quelques minutes, des variations barométriques de 20 à 30 centimètres de mercure. »

Le traumatisme acoustique prolongé, professionnel, serait donc responsable, pour M. le Professeur Jacques, de la plupart des troubles subjectifs immédiats et éloignés accusés par les aviateurs ; les modifications physiologiques, créées par l'altitude, n'interviendraient que comme conditions perturbatrices secondes.

Il est évident que les nombreux bruits occasionnés par le vol d'un appareil, poussé par un moteur puissant qui fonctionne généralement avec l'échappement libre et qui lui assure une vitesse supérieure à 120 kilomètres à l'heure, sont, pour l'aviateur, une cause perturbatrice extrêmement puissante.

Avec notre Maître, nous reconnaîtrons l'efficacité de son action sur l'ensemble de l'appareil auditif. L'atténuation de la fatigue consécutive à une envolée, par l'obturation des oreilles la rend d'ailleurs tout à fait évidente.

Nous lui accorderons toutefois, sinon une importance pathogénique moins grande, du moins une place moins privilégiée dans l'ordre chronologique des facteurs susceptibles de provoquer des troubles auriculaires. Et nous admettrons, qu'au lieu de les occasionner, elle agit secondairement sur les oscillations circulatoires, déterminées par la dénivellation dans les différents organes de l'oreille, pour en modifier et généralement en aggraver les manifestations subjectives.

Cette hypothèse trouve une justification parfaite dans l'existence des troubles auriculaires chez les ascensionnistes en montagne que les bruits extérieurs incommodent peu ou pas ; chez les aéronautes dont les voyages aériens s'exécutent dans le plus reposant silence, puisque le vent lui-même, qui les déporte, ne fait vibrer aucun organe de leur ballon ; chez les aviateurs eux-mêmes qui exécutent des descentes « moteur calé » et pour lesquels les vibrations sous l'influence du vent, des tendeurs de moins en moins nombreux qui consolident les ailes, ne peuvent constituer une source suffisamment sonore pour traumatiser.

Dans ces différents cas, les variations en plus ou en moins de la pression atmosphérique sont seules en cause : le retour d'une audition plus claire à la suite d'un mouvement de déglutition qui rétablit l'équilibre des pressions sur les deux faces du tympan, le prouve d'ailleurs amplement. Elles agissent sur l'oreille, directement surtout, par la voie du conduit auditif externe et de la trompe d'Eustache, et d'une manière indirecte par les oscillations de la tension sanguine sous l'influence des phénomènes vaso-moteurs qu'elles déterminent. Les effets de ces réactions vaso-motrices sur la tension intra-labyrinthique ne doivent pas être négligés en effet. Ils apparaissent chez l'alpiniste, provoqués davantage peut-être par la fatigue que par la rapidité de la dénivellation ; très nets également chez l'aéronaute aux grandes hauteurs ; beaucoup plus nets enfin chez l'aviateur qui, s'il n'atteint pas des altitudes aussi élevées, par contre les gagne et surtout les perd plus rapidement.

L'hypotension sanguine qui résulte, au début de la montée et surtout pendant toute la descente, de sa dénivellation ; qui est, d'autre part, d'autant plus accusée que cette dénivellation a été plus rapide ; qui succède immédiatement enfin à chacune de ses ascensions, détermine une ischémie cérébrale passagère.

Pourquoi n'expliquerait-on pas par ce trouble léger et fugace, et par assimilation avec ce qui se passe dans l'anémie cérébrale de cause pathologique, les éblouissements et les vertiges accusés par de nombreux ascensionnistes ; par certains aviateurs notamment, à l'oreille parfaitement saine et d'ailleurs protégée des bruits extérieurs par l'interposition d'un passe-montagne, d'un casque ?...

De même la tension du liquide céphalo-rachidien, ne changeant que très peu ou pas, malgré la baisse de la tension sanguine, ne pouvons-nous concevoir une hypertension relative du liquide intra-labyrinthique, d'autant plus importante que la descente sera plus rapide, et capable d'expliquer, comme dans le cas des méningites, séreuses par exemple, la sensation de plénitude auriculaire, les bourdonnements et l'excitation cérébrale passagère qui accompagnent et succèdent immédiatement aux ascensions ?

Plus accusée dans les quelques minutes qui suivent le retour au sol, par suite de la baisse momentanément persistante et progressive de la tension sanguine, que nous avons constatée sur le lapin (chapitre V, § III), elle expliquerait également l'exaltation passagère des troubles auriculaires ressentis par certains aviateurs aussitôt après l'atterrissage, alors qu'ils ne sont plus exposés aux différents bruits du moteur et de l'appareil : exaltation maintes fois constatée sur nous-même et de laquelle M. Cruchet, en 1911, a fait le tableau suivant : « A l'atterrissage, l'aviateur, malgré toute son énergie, saute de son aéroplane avec une lourdeur évidente ; il se rend néanmoins d'un pas ferme, quoique un peu lent, à son hangar situé à quelques mètres de là ; mais, à ce moment, les bourdonnements et les sifflements d'oreilles prennent une intensité qu'ils n'avaient pas eue jusque-là : le héros est comme sourd, il entend vaguement ceux qui lui parlent ou les acclamations dont il est l'objet ; parfois, il est pris de vertiges et la tête lui tourne ainsi qu'il arriva à un aviateur qui tomba presque dans nos bras en rentrant sous sa tente. »

En somme, l'interprétation la plus rationnelle de toutes ces manifestations subjectives paraît être la suivante.

Ce sont les variations de l'état atmosphérique (pression, température, état hygrométrique, composition de l'air) aux différentes altitudes qui créent chez les ascensionnistes en général les troubles de la fonction acoustico-statique. Le traumatisme acoustique prolongé qui résulte du vol de l'avion et dont le rôle pathogénique est extrêmement important, intervient secondairement ; par les réactions vasculaires et nerveuses qu'il provoque il modifie et, généralement, aggrave les troubles de l'aviateur. Une débilité auriculaire ou nerveuse générale peut en résulter ; qui peut, d'autre part, favoriser soit la production, soit l'altération des troubles produits par les modifications ambiantes.

Un cercle vicieux redoutable est ainsi créé dont les conséquences peuvent être des plus néfastes, sinon pour l'oreille entièrement saine dont les ressources d'adaptation peuvent être considérées comme suffisantes, du moins pour l'oreille pathologique que des altérations telles que : état adénoïdien, otosclérose, état cicatriciel de la caisse, catarrhe tubo-tympanique, otorrhée, priveront de ses moyens naturels de défense et prédisposeront pendant le vol au fonctionnement défectueux de l'appareil d'équilibration ; et, après le vol, à un amoindrissement momentané, progressif ou définitif de l'audition.

Témoins, ces faits singulièrement suggestifs cités par G. Laurens dans un récent rapport mensuel : « A ma connaissance, dit-il, cinq de mes malades, aviateurs militaires, se sont tués depuis la campagne, victimes peut-être du fait d'une lésion auriculaire qu'ils avaient dissimulée. L'un présentait une suppuration bilatérale de l'attique avec cholestéatome et diminution notable de l'ouïe : je le soignais depuis une dizaine d'années. A un autre, j'avais pratiqué l'évidement petro-mastoïdien il y a trois ans : c'était un neurasthénique qui avait guéri et de son otopathie, et de son affection nerveuse ; mais il avait conservé des vertiges. Un troisième avait une otorrhée chronique avec vertiges et bourdonnements intermittents. Un autre, atteint de sclérose juvénile, avait des bourdonnements, des troubles de l'équilibre, etc... »

Ces faits nous prouvent que nous devons, d'ores et déjà, considérer les altérations anatomiques de l'oreille et celles des premières voies respiratoires dont elles dépendent, comme devant constituer une contre-indication absolue à l'aviation.

⁂

Les désordres physiologiques labyrinthiques que font naître les lésions nerveuses périphériques et centrales, par les modifications qu'elles apportent à la transmission normale et à la perception consciente des sensations, d'ailleurs perçues plus ou moins nette-ment par l'oreille, nous amènent à conclure de la même façon.

Ces désordres se traduisent généralement par des bourdonnements, des sifflements et surtout des troubles de l'équilibration. Ils sont l'expression des réactions vaso-motrices anormales liées aux névralgies ou aux névrites périphériques d'origine « a frigore » ou spécifiques d'une part ; aux lésions chroniques latentes méningées ou encéphalo-médullaires de même origine d'autre part ; sous l'influence des variations atmosphériques créées par les changements d'altitudes.

Les lésions périphériques retiendront peu notre attention, en raison de leur unilatéralité habituelle et de l'atténuation de leurs effets, par la suppléance exercée par les faisceaux nerveux voisins.

Dans le groupe des affections nerveuses centrales,

nous considérerons surtout celles qui comprennent, parmi leurs manifestations subjectives des troubles de l'équilibration et que leur évolution lente, leur chronicité, leur symptomatologie fruste, peuvent faire méconnaître à l'examen d'un candidat pilote ou d'un aviateur accompli.

Comme type, nous prendrons le tabes fruste minime par exemple, auquel il faut de plus en plus songer et qu'il est si délicat de dépister.

Les manifestations de début sont, en effet, très peu apparentes. Elles consistent : 1° dans la sphère oculaire en myosis avec suppression de l'hippus physiologique, inégalité et irrégularité pupillaire, parfois apparition du signe d'Argyll-Robertson.

2° Dans la sphère auriculaire, en surdité progressive de marche quelquefois très rapide (Fournier), s'accompagnant de bruits subjectifs intenses (sifflements, bourdonnements, bruits de cascade) intéressants, parce que leur persistance peut être le point de départ de troubles de l'ouïe et de troubles psychiques. En vertige de Ménière (Pierret) continu ou sous forme d'accès vertigineux qui s'annoncent par un sifflement intense, des douleurs de la face et des oreilles et qui peuvent entraîner la chute du malade. Souvent, en simples lésions banales de l'oreille moyenne sans rapports directs avec le tabes, produites par l'intermédiaire de lésions du trijumeau, nerf trophique de l'oreille, souvent intéressé dans cette affection.

3° Dans la sphère sensitivo-motrice en diminution

de la réflectivité, retard dans la perception des sensations tactiles et douloureuses, anesthésies ou hyper-
esthésies limitées, et surtout, malgré la conservation
d'une sensibilité superficielle bonne en apparence, en
la perte de la sensibilité profonde, autrement dit du
sens de l'activité musculaire (Gerdy) : « Cette sensibilité spéciale, qui nous rend compte de toutes les
phases de la contraction d'un muscle et de son
raccourcissement, qui fait qu'à chaque instant nos
centres nerveux sont renseignés sur la résistance
vaincue, sur le poid des objets, sur le chemin par-
couru, — qui permet de mesurer exactement l'effort
qui reste à faire et de le proportionner à la résistance,
— qui permet d'exécuter, même les yeux fermés, des
mouvements délicats et parfaitement coordonnés ».
Cette disparition entraîne des troubles de l'équilibration. »

Ces différentes manifestations sont la traduction
des réactions physiologiques que font naître les
lésions anatomiques nerveuses centrales du tabes
(sclérose des cordons postérieurs de la moelle) par
suite des connexions suivantes :

a) Terminaisons des fibres centripètes du nerf vestibulaire après partage au niveau du corps restiforme :
les descendantes au contact des noyaux bulbaires
(noyau de Deiters ou dorsal externe : masse grise de
relai des fibres de l'acoustique située à l'angle externe
du plancher du quatrième ventricule, noyau vestibulaire, noyau triangulaire ou dorsal interne), — les
ascendantes dans le noyau de Bechterew et le noyau

du toit du cervelet (faisceau acoustico-cérébelleux).
(Fig. 1).

b) Rapports de ces noyaux bulbaires, notamment du
noyau de Deiters ; d'une part (Fig. 1) avec les noyaux

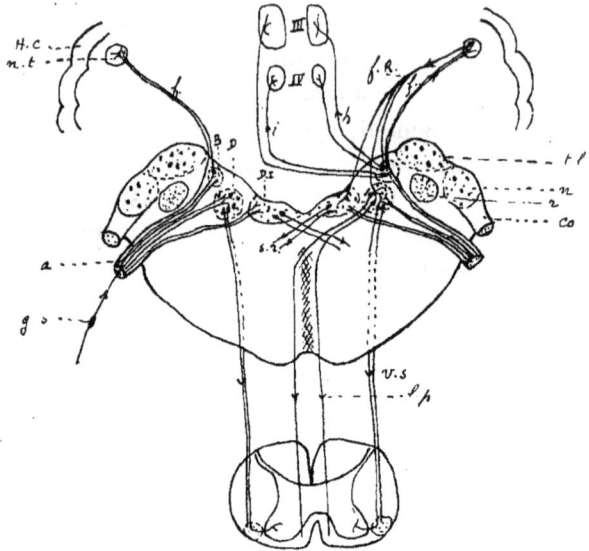

Fig. 1.

Schéma du nerf vestibulaire et de ses connexions (Hédon).

Co. nerf cochléaire ; n. noyau accessoire; tl. tubercule latéral ; r. coupe
du corps restiforme.

A. nerf vestibulaire ⎰ B. noyau de Bechterew ⎱ f. faisceau acoustico-
    avec g. s. ⎰ D. — Deiters et ⎱ cérébelleux.
ganglion de Scarpa ⎰ Di. — dorsal interne ⎱ n. t. noyau du toit.
f. R. faisceau cérébellifuge cerébello bulbaire de Russell, par pédocule
cérébelleux inférieur (1/3 int.).
v. s. faisceau cérébellifuge vestibulo-spinal.
l. p. faisceau cérébellifuge longitudinal postérieur.
h. i. fibres directes et croisées reliant B. avec noyaux de IIIᵉ et IVᵉ paires.
H. c. hémiphères cérébelleux.
s. r. fibres de la substance réticulée.

médullaires de la colonne de Clarke, aboutissant de l'une des branches terminales intra-médullaires des neurones sensitifs, par la voie du vaisseau cérébelleux direct de Flechsig.

D'autre part : 1° par la voie du pédoncule cérébelleux inférieur avec l'écorce du vermis supérieur, par le faisceau cérébelleux direct, les fibres arciformes bulbo-cérébelleuses, les fibres nucléo et olivo-cérébelleuses (Fig. 2) ; 2° par les fibres transversales du pont et la voie du pédoncule cérébelleux moyen avec l'écorce des hémisphères cérébelleux (Fig. 2).

c) Existence de fibres reliant l'écorce du vermis supérieur et des hémisphères avec les olives cérébelleuses et les noyaux gris du toit : origines des deux voies cérébellifuges descendantes :

1° La première qui, par le pédoncule cérébelleux supérieur, va de l'olive au faisceau pyramidal croisé, après entrecroisement complet dans la calotte pédonculaire, par la couche optique, la substance grise de la protubérance, le noyau rouge et son faisceau rubro-spinal (Fig. 2).

2° La deuxième, qui par le bord interne du pédoncule cérébelleux inférieur va du noyau du toit aux noyaux vestibulaires de Deiters et de Bechterew (faisceau cérébello-bulbaire ou en crochet de Russell), puis de là aux noyaux moteurs bulbaires (glosso-pharyngiens et pneumogastrique) et médullaires, soit par le faisceau vestibulo-spinal issu du noyau de Deiters, soit par le faisceau longitudinal postérieur qui reçoit des fibres des noyaux de Deiters et de Bechterew, et

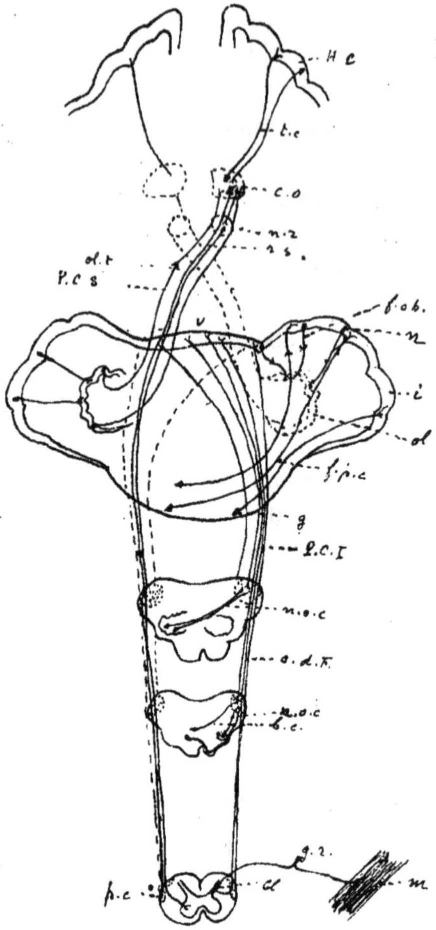

Fig. 2.
Connexions du Cervelet (imité de Van Gehuchten).

Voies cérébellipètes.	P.I. C. pédoncule cérébelleux inférieur vers vermis v.	c. d. F. faisceau de Flechsig. venant de colonne de Clarke Cl.
		b. c. fibres bullo-cérébelleuses.
		n. o. c. fibres nucléo et olivo-cérébelleuses.
	P. C. M. pédoncule cérébelleux moyen.	f p c. fibres ponto-cérébelleuses, réunissant la substance grise g. de la protubérance aux hémisphères cérébelleux i.
1ʳᵉ voie cérébellifuge.	P C. S. pédoncule cérébelleux supérieur contient la 1ʳᵉ voie cérébellifuge.	f. o. h. fibres cortico-olivaires cérébelleuses. n. noyaux gris du toit. ol. olives cérébelleuses. — faisceau ascendant (ol. t.) olivo-thalamique et t. c. thalamo-cortical.
		de l'olive (ol) à faisceau pyramidal croisé (p. c.). par couche optique (c. o.). par noyau rouge (n. r.) et faisceau rubro-spinal (r. s.) se terminant dans mœlle.

descend faire partie du cordon antérieur de la moelle (Fig. 1).

d) Rapports de ces voies cérébellifuges avec la voie sensitive longue cérébello-médullaire, croisée à son origine, qui constitue le faisceau de Gowers.

e) Rapports enfin (Fig. 1) du noyau vestibulaire de Bechterew, situé à la partie externe, à l'angle du plancher du 4e ventricule, avec les noyaux du moteur oculaire commun et du pathétique situés de haut en bas à la partie interne du plancher, par des fibres directes ou croisées (neurone périphérique exception-nellement croisé pour ces 3e et 4e paires), puis de ces derniers, avec le noyau du moteur oculaire externe (VI), par un noyau d'association existant dans le noyau du VI et qui permettrait les mouvements conjugués des yeux dans la vision binoculaire (Duval et Laborde).

Puisque, d'après Collet (Fig. 3), l'équilibre du corps est maintenu grâce à la concordance entre les notions fournies au cervelet par la rétine, le labyrinthe et le sens musculaire ; puisqu'au contraire, il est troublé par les notions erronées anormales ou discordantes fournies par les appareils récepteurs, l'on conçoit que chez le tabétique, la disparition précoce du sens mus-culaire entraînera d'autant plus facilement des trou-bles de l'équilibration, qu'elle coexiste généralement déjà avec des altérations légères des fonctions audi-tives et visuelles.

Il devra donc éviter de s'exposer à toutes les causes susceptibles d'altérer davantage ces deux dernières

11

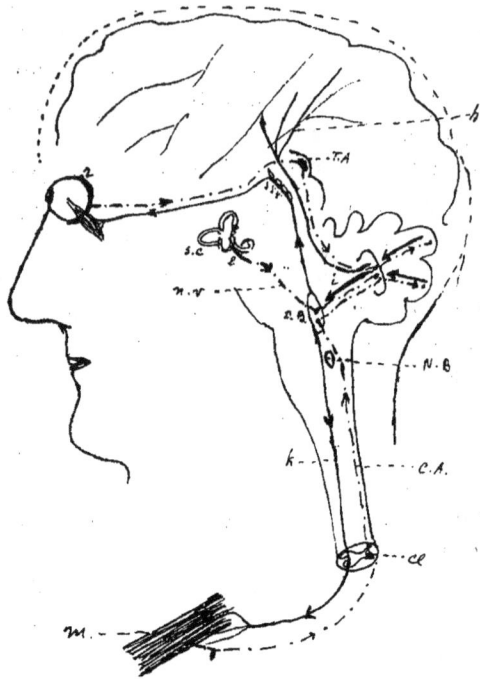

Fig. 3.

Connexions du Cervelet (Schéma expliquant la pathogénie du vertige).
(J. Collet).

Voies cérébellipètes.
1) de rétine (r.) par tubercules quadréjumeaux antérieurs T. A.
2) de canaux semi circul (s. c.) et labyrinthe (l) par n. vestibulaire (n. v.) et noyaux vestibulaire de Deiters et Bechterew D. B.
3) de sensibilité musculaire (m) par col. de Clarke Cl. et voie cérébelleuse ascendante C. A.

Voies cérébellifuges.
h) fibres allant aux circonvolutions rolandiques et destinées à agir sur les centres moteurs par voie de l'édoncule cérébelleux supérieur.
i) fibres allant au noyau de Deiters relié aux noyaux des oculo-moteurs j. j' j".
k) fibres aux cornes antérieures de la moelle (voie cérébelleuse descendante) d'où partent les fibres motrices destinées aux muscles (m) et à des noyaux bulbaires (N. B.) (glosso-pharyngien et pneumo-gastrique).

fonctions et d'annihiler les effets de la suppléance qu'elles exercent pour assurer le maintien de l'équilibre.

En particulier, à cause de la diminution nouvelle qu'elle apporte à la valeur des impressions nées du sens musculaire ; à cause des troubles qu'elle occasionne au niveau des systèmes auditif et labyrinthique, déjà altérés du fait de sa maladie, ceux-ci plus que ceux-là ; à cause, d'autre part, de la suppression de la béquille visuelle que peut entraîner sa pratique la nuit (signe de Romberg), l'aviation lui sera formellement interdite.

*
*

De tout ce qui précède, que pouvons-nous conclure ? C'est que l'aviateur, pilote surtout, doit posséder une oreille absolument parfaite, non seulement au point de vue anatomique, mais encore au point de vue de son fonctionnement.

En toutes circonstances, elle doit pouvoir assurer des impressions exactement concordantes avec celles d'autres provenances qui interviennent dans le maintien de l'équilibre.

Cette dernière condition implique la nécessité, préalablement établie par nous déjà au chapitre VIII, d'un système nerveux central et périphérique absolument parfait.

« La pratique de l'aviation militaire, conclut M. le Professeur Jacques, par le surmenage qu'elle impose aux organes de l'ouïe, exige de ses adeptes, sous peine de troubles acoustiques définitifs, une résistance particulière de l'oreille inséparable de son intégrité anatomique, liée elle-même à celle des premières voies respiratoires. En raison des accidents graves auxquels elle expose les vertigineux, elle nécessite l'exclusion de la plupart des otopathes et notamment des suppurants chroniques ou rechutants. Une sélection sévère s'impose en particulier pour les candidats au pilotage, et cette sélection ne saurait s'exercer que par un examen physique approfondi, pratiqué, autant que possible, par un médecin spécialiste. »

Nous ajouterons que ce dernier rendra plus rigoureux encore son examen : 1° S'il s'inspire des méthodes, récemment préconisées par les Docteurs J. Camus et Nepper, et complète ainsi les données de son examen clinique, physique, par l'étude physiologique des temps des réactions psycho-motrices visuelles, auditives, et tactiles. Ces temps moyens, nous le rappellerons, sont chez les bons sujets :

19/100ᵉ de seconde pour les réactions visuelles.
14/100 — — auditives.
14/100 — — tactiles.

2° S'il s'inspire également des résultats fournis par l'épreuve du vertige voltaïque, appliquée successivement aux deux oreilles.

De cette façon, il établira avec précision le degré de perfection du fonctionnement de l'appareil d'équilibration et du système nerveux général. Il aidera à dépister, d'autre part, les lésions nerveuses, périphériques ou centrales, spécifiques ou autres : les tabétiques entre autres dont les moindres manifestations symptomatiques, jusques et y compris la simple inégalité pupillaire constatée chez les anciens syphilitiques et rattachée par Babinsky à un trouble tabétique, devront constituer une contre-indication absolue à l'aviation.

CHAPITRE XII

Altérations scléreuses cardio-rénales. — Réactions cardio - vasculaires d'un pilote albuminurique pendant le vol.

————

Les recherches déjà anciennes qu'ils ont faites en montagne, sur la sécrétion urinaire aux différentes altitudes, ont amené Guillemard et Moog à formuler les conclusions suivantes :

« 1° L'anoxémie due au séjour dans l'air raréfié des hautes altitudes détermine une diminution légère des combustions intra-organiques, qui se traduit par la formation d'une quantité anormale d'alcaloïdes toxiques. Par contre, l'acide urique ne subit pas de variations.

2° Ces substances réagissent sur le rein en provoquant une diminution passagère de la diurèse caractérisée par une rétention d'eau et de matériaux azotés et salins.

3° De cette rétention résulte une auto-intoxication

dont les symptômes constituent le mal des altitudes. Toutes les causes susceptibles d'augmenter l'élaboration de toxines ou d'entraver leur élimination (fatigue musculaire, insuffisance cardiaque, rénale ou hépatique) hâtent l'apparition des symptômes et en augmentent l'intensité. En dehors de ces facteurs d'aggravation, le séjour à une altitude supérieure à 4.000 mètres provoque un ensemble de symptômes qui constituent le mal des altitudes subaigu.

4° L'économie réagit contre l'intoxication par une décharge urinaire comparable à la crise des maladies infectieuses.

5° Les sujets dont les fonctions d'élimination présentent une tare, même légère, ne peuvent, sans risquer de sérieux accidents d'urémie, effectuer un séjour, même de courte durée, aux grandes altitudes. »

Ces altérations de l'élimination urinaire, dit le Dr Soubies, s'observent également chez les aéronautes, toutefois, à des altitudes beaucoup plus élevées en raison de l'absence de l'élément fatigue qui, chez eux, fait complètement défaut. Les personnes atteintes de néphrite, les artério-scléreux, les cardiaques, ajoute-t-il, devront donc s'abstenir d'ascensionner en montagne ou en ballon. « Il en est de même, d'une façon générale, de tous ceux qui présentent de l'hypertension artérielle. »

En raison de la fatigue qu'entraîne sa pratique, et qui aboutit parfois à ce que l'on a appelé « l'asthénie des aviateurs » ; en raison des réactions cardio-vasculaires anormales, voire même dangereuses qui peuvent résulter de l'hypertension, nous ajouterons que l'aviation doit être déconseillée également, peut-être même de façon plus formelle encore à tout individu atteint de l'une quelconque de ces tares.

A l'appui de cette assertion, nous pourrions citer un certain nombre des observations que nous avons pu recueillir dans les milieux d'aviation, parmi des militaires de tous âges et de toute constitution, anciens blessés ou malades guéris avec séquelles, et qui n'ont été admis dans le personnel navigant qu'après avoir été déclarés inaptes aux armes de ligne.

Elles nous montreraient la précocité plus grande d'apparition du mal des altitudes chez les artério-scléreux, les hypertendus, les cardiopathes en général ; elles rendraient très apparente leur influence perturbatrice immédiate dans l'exécution du vol et plus tardive dans l'évolution chronique des lésions.

Nous citerons seulement celle du lieutenant S..., atteint d'une néphrite chronique faiblement albumineuse, plutôt urémigène, dont nous avons étudié pendant le vol, grâce à sa parfaite obligeance, les oscillations de la tension sanguine et les réactions cardio-vasculaires aux différentes altitudes.

OBSERVATION

Le lieutenant S....., qui s'est obligeamment prêté à nos expériences, est âgé de 33 ans. Aucune fièvre éruptive n'a inquiété son jeune âge. Seul, un zona intercostal peu douloureux, développé du côté gauche à la suite d'un refroidissement et vite guéri sans laisser de traces, a troublé sa 17ᵉ année.

Une gonorrhée contractée pendant son service militaire, soignée dès le début par des lavages au permanganate de potasse et des pilules de toutes sortes, s'est compliquée de bonne heure, d'uréthrite postérieure avec cystite du col. Amendés après huit jours de traitement, ces symptômes ont laissé une goutte matinale qui n'a complètement disparu qu'un an et demi plus tard après la guérison, en trois semaines d'hôpital, d'une épididymite suivie d'une rechute vite guérie du même côté.

Justement inquiet quelques années plus tard de son embonpoint naissant et sur les conseils d'un médecin, il fit moins bonne chère et consacra de plus en plus au sport les loisirs que lui laissait sa profession. A partir de 1910, et pendant un an et demi, il pratiqua la méthode Desbonnet, puis la méthode Hébert au Collège d'athlètes de Reims (tous les matins une heure de culture physique suivie d'un tub froid ; tous les soirs une demi-heure de boxe anglaise suivie d'une heure de culture physique et d'une douche glacée, avec d'autre part de nombreux bains de soleil et de vapeur). Son poids diminua de 80 à 72 kilos en huit mois, puis se maintint. Il se trouva si bien de la continuation de ces exercices qu'il mit sur le compte d'une simple fatigue accidentelle et sans y prêter plus d'attention les douleurs vagues ressenties, dès 1912, dans les cuisses et dans la tête, où elles s'accompagnaient de troubles légers de la vue. Mais en 1913, au cours de ses épreuves d'athlète, l'apparition d'une vive douleur au niveau des muscles antérieurs de la cuisse, coexistant avec un malaise général, l'amena à consulter.

Le docteur ne constata aucune lésion musculaire, mais les zones d'anesthésie cutanée et les placards froids répartis sur les membres inférieurs, le malaise général et surtout le gonflement léger des paupières l'incitèrent à analyser les urines qui furent reconnues albumineuses. Quatre jours d'un régime lacté exclusif, suivis d'un régime sévère pendant quatre mois, eurent raison de ces troubles brightiques, qui, depuis, n'ont pas reparu malgré la persistance d'un gramme d'albumine environ, comme en témoignent les analyses du tableau suivant :

Il est vrai que, depuis cette époque, considérant avec une légitime émotion que la sœur de son père, albuminurique lui-même, était morte d'albuminurie à 45 ans ; que sa mère avait succombé à 38 ans d'une crise rhumatismale compliquée d'endocardite et de néphrite ; que son frère, aîné de deux ans, est également albuminurique ; et prévenu que sa lésion, née sans doute à la suite d'amygdalites fortement fébriles en 1910, 11, 12 et 13 pouvait s'aggraver, notre lieutenant cessa tout sport et régla sa vie et son hygiène.

La mobilisation l'ayant appelé dans l'infanterie, il supporta difficilement les fatigues de la campagne, fut évacué pour troubles brightiques, puis réformé en octobre 1914 après un mois d'un régime sévère.

A la suite d'excès, en février 1915, son albuminurie fut de 2 grammes.

En avril 1916, nanti d'un certificat médical d'aptitude, il demande à contracter un engagement dans l'aviation, comme pilote, et obtient satisfaction.

Après trois mois d'école, à Ch....., il gagne son brevet, réussissant 36 heures de vol à toutes altitudes et 196 atterrissages, sans être incommodé. Une fois cependant, lors d'un essai d'altitude, trois petits verres de tarragone absorbés pendant la montée, favorisèrent l'apparition, à 2.800 mètres de douleurs des cuisses et des mollets et de la céphalée. La descente aussitôt amorcée fut normale et la vision parfaite à l'atterrissage.

En juillet 1916, à Av....., il exécute quatre heures de vol à 400 mètres et fait 22 atterrissages, dont 14 de nuit.

En août 1916, au G. D. E., il totalise 15 heures de vol, 52 atterrissages après des ascensions à l'altitude maxima de 2.500 mètres.

Depuis son arrivée au front, en septembre 1916, et jusqu'à notre dernière ascension (17 novembre 1916), il totalise 40 heures de vol de 2.500 à 3.500 mètres, dont dix au-

Tableau des analyses d'urine.

DATE des ANALYSES	Caractères généraux	Densité	Quantité émise en 24 h.	Urée	Acide urique et composés xanthiques	Acide Phosph. en P² O5	Cl. exprimé en Na Cl	Albumine vraie	Albumoses et peptones	Glucoses	Rapport P² O5 / urée	Rapport ac. urique / urée	Sediments chimiques	Sediments organiques	Urodiles
Urine normale des 24 h.	»	1020	12 à 1500	26 à 31	0.75	2 à 3	10 à 12	0	0	0	1/10°	1/40°	0	0	traces.
14 mai 1913.........	Normaux.	1016	970	29.40	0.606	1.72	7.08	3.16	0	0	1/16°	1/48°	»	»	traces.
3 juillet 1913.......	—	1010	2000	»	»	»	»	2 gr.	»	»	»	»	»	»	»
2 août 1913.........	—	1005	1750	»	»	»	»	traces.	»	»	»	»	»	»	»
29 août 1913........	—	1012	1600	»	»	»	»	0.74	2	»	»	»	»	»	»
11 novembre 1913....	—	1018	1230	31.48	0.73	2.33	6.00	0.19	0	0	1/13°	1/44°	oxalates.	leucocytes cylindres.	grand exts.
8 janvier 1914.......	—	1022	1300	24.37	0.89	2.39	14.43	0.62	0	0	1/10°	1/27°	d°	d°	léger exts.
5 mars 1914.........	—	1012	1500	»	»	»	»	0.60	»	»	»	»	»	»	»
25 mars 1914........	—	1020	1450	»	»	»	»	0.57	»	»	»	»	»	»	»
18 avril 1914........	—	1020	1330	30.59	0.82	2.99	11.50	0.65	»	»	1/10°	1/37°	d°	d°	traces.
28 avril 1914........	—	»	700 jour 400 nuit	» »	»	»	»	0.81 0.56	» »	orientations	orientations	léger.	»	»	»
23 mars 1916........	—	1028	1200	34.11	1.10	2.94	13.57	0.54	»	»	1/12°	1/33°	»	d°	excès.
15 novembre 1916....	—	»	1500	»	»	»	»	0.60	»	»	»	»	»	»	»
17 novembre 1916....	—	»	1200	»	»	»	»	0.80	»	»	»	»	»	»	»

9 février 1916 ...... Recherche du bacille de Koch négative après injection de 2 cobayes.

dessus des lignes et un combat au cours duquel l'appareil reçut plusieurs balles. Toujours prêt à prendre son essor, il se trouve bien en l'air dans des vols audacieux. Ni le froid qu'il craint le plus mais qu'il évite en se couvrant bien, ni les émotions, ni les surprises possibles ne l'ont à aucune minute incommodé.

Actuellement sa santé est d'apparence parfaite et les conditions dans lesquelles nous expérimentons sont les suivantes dans nos deux principales ascensions.

Ascension n° 1. — 15 novembre 1916. — Ascension de 11 h. 2' à 11 h. 54' sur biplan Farman F 42, moteur Renault 130 HPP, dans les conditions atmosphériques suivantes déterminées à 12 heures.

	Direction	à 700ᵐ — direction 6₇	
	entre	à 1.000 — » ᴜ	
Baromètre....... 768ᵐᵐ	N E et E	à 1.800 - »	
Thermomètre . . 5 0/0 Vent		de 0 à 100 — V = 7ᵐ50	
Hygromètre..... 60 0/0	Vitesse	à 400 — V = 10ᵐ	
	à la	à 700 — V = 7ᵐ	
	seconde	à 1.000 — V = 8ᵐ	
		à 1.800 — V = 11ᵐ	

L'albuminimètre d'Esbach donne pour l'urine de la nuit précédente et de la matinée, 0 gr. 60 d'albumine.

La pression artérielle et le pouls mesurés au départ, moteur arrêté ou en marche, sont également mesurés à la montée et à la descente tous les 500 mètres ; la courte période de vol horizontal nécessaire à nos mensurations se traduit par une encoche au tracé barographique ci-contre. Le graphique (n° 1) correspondant reproduit suivant l'altitude :

1° Les modifications des pressions maxima et minima.

2° Les modifications du pouls.

3° Au-dessous de l'axe des abcisses, la courbe de la température ambiante.

Ascension n° 2. — 17 novembre 1916. — Ascension de 14 h. 42' à 15 h. 38' sur le même appareil, dans les conditions atmosphériques suivantes :

		Direction entre N et N E		à 2.700ᵐ — Direction 1	
				à 3.300 — » 4	
Baromètre....	761ᵐᵐ		de 0 à 100 — V = 4ᵐ	
Thermomètre.	4°	Vent	100 à 200 — V = 6ᵐ 5	
Hygromètre...	65 0/0	Vitesse à la seconde	à 900 — V = 13ᵐ	
			à 1.600 — V = 10ᵐ	
			à 1.900 — V = 12ᵐ	
			à 2.200 — V = 6ᵐ	
			à 2.500 — V = 5ᵐ	

Dosage de l'albumine : 0 gr. 80.

Dans cette envolée, la descente d'abord très rapide, piquée, a dû être ralentie à la suite d'une erreur de direction, due au brouillard qui nous mena sur les lignes et loin de notre base d'atterrissage. Le retour se fit à l'altitude maxima de 700 mètres (crochet n° 1 du tracé barographique). Au moment d'atterrir, un violent coup de vent qui inclina fortement l'appareil en amorçant une glissade sur l'aile à 100 mètres, amena le pilote, après une très habile manœuvre pour éviter une chute, à faire un nouveau tour de piste (crochet n° 2) ; puis l'atterrissage fut réussi. Les pressions aussitôt mesurées ne semblent pas avoir été influencées par ces incidents.

Etude des graphiques. — Une grande similitude d'allure caractérise ces tracés.

I. *Pression artérielle.* — A) Son étude en *fonction de l'altitude* permet de constater :

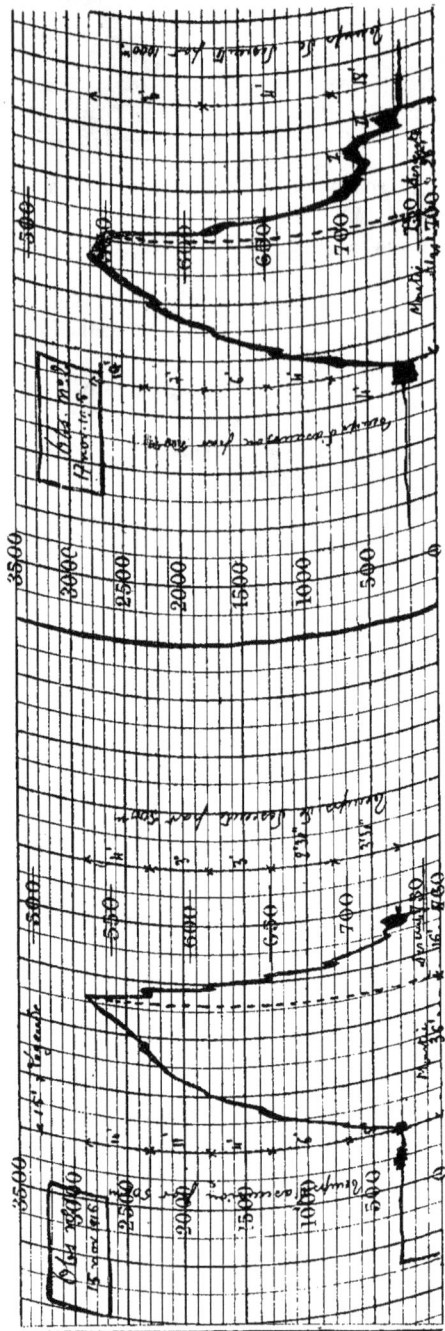

a) Que la pression maxima, après une faible diminution au début de la montée, suivie d'un retour
progressif à la normale du départ (tableau n° 1), diminue ensuite à la descente (tableau n° 2) pour atteindre
à l'atterrissage une valeur inférieure à la normale du
départ (tableau n° 3). *Une ascension en avion occasionne donc un abaissement de la P. maxima.* .

b) Que la pression minima diminue régulièrement
pendant la montée (tableau n° 1) ; augmente à nouveau et plus rapidement pendant la descente (tableau
n° 2), pour atteindre à l'atterrissage une valeur supérieure à la normale du départ (tableau n° 3). *Il y a
donc augmentation de la P. minima après le vol.*

c) Qu'après l'atterrissage, il existe donc, dans tous
les cas, une *hypotension artérielle* nette (tableau n° 3).

B) Si l'on considère à présent le *temps* de la descente, on peut déduire, malgré la fin mouvementée de
notre seconde ascension, qui modifie quelque peu nos
termes de comparaison, que, *plus la descente est
rapide*:

a) Plus forte semble être la diminution de la
P. Maxima.

b) Plus forte semble être l'augmentation de la
P. minima.

c) Plus forte semble être également l'*hypotension
artérielle* résultante, *moyenne des oscillations de la
Pression maxima.*

Avec les graphiques, les tableaux suivants rendent
ces faits évidents :

Graphiques des oscillations de la tension sanguine et du pouls d'un aviateur albuminurique pendant le vol.

Ascension n° 1 sur F 42
(15 novembre 1916).

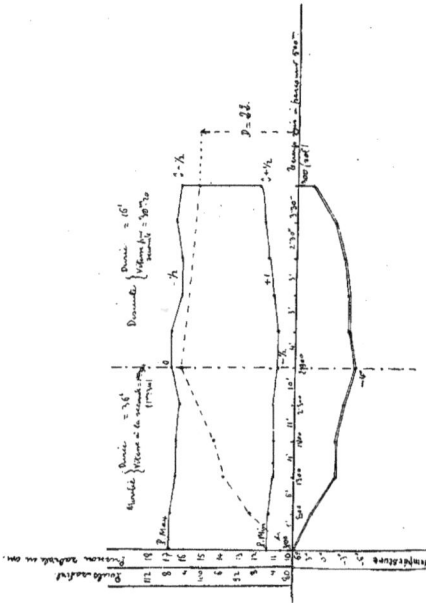

Ascension n° 2 sur F 42
(17 novembre 1916).

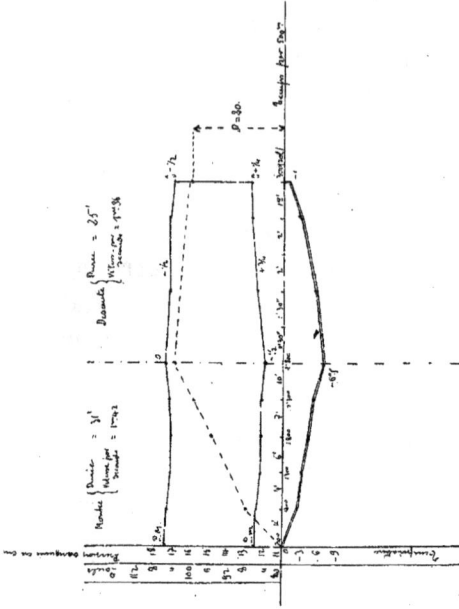

TABLEAU N° 1. — a) Montée.

Ascension n° 1	— Altitude 2.900m	— Vitesse de montée à la seconde	= 1m34	— Augmentation de la P. Maxima = 0	—	Diminution de la P. minima = — 1/2 cm.
» n° 2	— » 2.800m	— » »	= 1m42	— » = 0	—	» = — 1/2 cm.

TABLEAU N° 2. — b) Descente.

Ascension n° 1	— Altitude 2.900m	— Vitesse de descente à la seconde	= 30m90	— Diminution de la P. maxima = — 1/2 cm.	—	Augmentation de la P. minima = + 1/2 cm.
» n° 2	— » 2.800m	— » »	= 1m96 (1)	— » = — 1/2 cm.	—	» = + 3/4 cm.

TABLEAU N° 3. — Influence globale d'une ascension.

Ascension n° 1	— Altitude 2.900m	— Vitesse de montée à la seconde = 1m34 ; Vitesse de descente à la seconde = 30m90	— Hypotension résultante Maxima = — 1/2 cm.	—	Hypertension Minima = + 1/2 cm.
» n° 2	— » 2.800m	— » 1m42 ; » 1m96(1)	— » = — 1/2 cm.	—	» = + 1/4 cm.

(1) Ce chiffre représente la vitesse moyenne de la descente, d'abord très rapide, puis ralentie pour les motifs que nous avons indiqué précédemment.

II. *Pouls.* — Les variations du pouls au cours de ces deux ascensions sont les suivantes :

TABLEAU N° 4. — Montée et Descente.

MONTÉE.

Ascension n° 1	— Altitude 2.900m	— Vitesse à la seconde 1m34. Durée 36'.	— Fréquence plus grande des pulsations à la minute	{ + 26
» n° 2	— » 2.800m	— » 1m42 — 31'.	— »	{ + 24

DESCENTE.

Vitesse à la seconde 30m90, Durée 16'.	Diminution des pulsations = — 4
» 1m96, » 25'	pendant la descente = 4 (1)

(1) La diminution du nombre des pulsations dans ces deux cas est d'égale valeur malgré l'inégale rapidité des descentes. L'émotion légère que nous avons éprouvée à la fin de notre seconde ascension, et dont nous ne nous défendrons pas est sans doute la cause de l'équivalence de ces résultats.

TABLEAU N° 5. — Influence globale d'une ascension sur le pouls compté sitôt l'atterrissage.

Ascension n° 1	Altitude 2.900m	Vitesse de montée à la seconde = 1m34	Vitesse de descente à la seconde = 30m90	Durée du vol = 36' + 16' = 52'	Fréquence plus grande du pouls à l'atterrissage qu'au départ = + 22
» n° 2	» 2.800m	» » 1m42	» » 1m96	» = 31' + 25' = 56'	» = + 20

Ces tableaux et les graphiques nous montrent que :

a) Le nombre des pulsations croît à la montée, puis diminue à la descente, mais moins rapidement.

b) Leur nombre à l'atterrissage est plus élevé qu'au départ.

c) Cette différence est d'autant plus grande que la descente a été plus rapide.

Telles sont succinctement exposées, les modifications des tensions artérielles et du pouls de notre pilote albuminurique *pendant le vol*.

Que devons-nous en déduire et pouvons-nous attribuer au trouble rénal dont il est atteint, des réactions cardio-vasculaires spéciales, dangereuses pour sa dynamique circulatoire et pour son équilibration dans l'espace ?

Si l'on veut bien se reporter à notre Chapitre V et comparer ces derniers résultats à ceux que nous y avons précédemment exposés, on s'aperçoit qu'une grande similitude existe entre eux, entre les différents tracés du pouls et des pressions. Et l'hypotension constatée sur nous-même et différents pilotes, vérifiée sur le lapin d'autre part, se retrouve encore chez notre albuminurique.

Quelques nuances cependant dans les courbes méritent de retenir l'attention, et doivent mettre en garde contre une interprétation abusive de nos conclusions. Et si notre pilote, atteint d'une albuminurie légère, semble réagir comme un individu sain, nous ne devons pas conclure qu'une albuminurie plus forte, coexistant ou non avec un fonctionnement rénal plus altéré ne soit pas une contre indication à l'aviation. Nous remarquons en effet :

1° Que les pressions maxima et minima au départ sont plus élevées que chez l'individu sain.

2° Que les variations totales des pressions maxima et minima, après chaque ascension, sont moins accusées, malgré les altitudes plus fortes atteintes.

La rapidité moins grande, que dans nos précédentes auto-observations, des descentes effectuées, l'une fortement piquée dans son début, puis ralentie (ascension n° 2), l'autre piquée et spiralée (ascension n° 1), ne semble pas devoir expliquer ces légères différences.

Elles résultent plutôt des troubles légers, compatibles avec une santé normale en apparence que nous avons constatés dans l'*élimination urinaire* de notre pilote et dont les chiffres suivants, notés pendant une période de mauvais temps rendant toute aviation impossible, nous permettent d'apprécier l'exacte valeur.

Etude de l'élimination urinaire du Lieutenant S... :

Première expérience. — Etude du *rythme normal d'élimination diurne et nocturne.* (Du 25 au 26 janvier 1917).

De 10 h. 30 exclus à 22 h. 40 inclus, quantité d'urine recueillie   560 gr.
De 22 h. 30 exclus à 10 h. 30 exclus,   »   700 gr.

Total ....   1260 gr.

Urines claires, quelques flocons, acidité légère.

A l'albuminimètre d'Esbach, 0 gr. 70 d'albumine. Même quantité le jour que la nuit.

Ce rythme est assez semblable à celui d'un individu normal.

Deuxième expérience. — Du 27 au 28 janvier.
Epreuve de Vaquez.

600 grammes d'eau d'Evian ont été absorbés entre
7 heures et 7 h. 30, le 27 janvier. Les urines ont été
recueillies dans les conditions suivantes :

De 7 h. exclus à 9 h. inclus — quantité recueillie .... . =		260 gr.
De 9 h. exclus à 19 h. inclus — »		510 gr.
De 19 h. exclus à 7 h. inclus — »		700 gr.
Total.		1470 gr.

Urines claires, sans dépôt, peu acides. A l'albuminimètre d'Esbach, le dosage des trois urines donne
0 gr. 60 d'albumine.

Donc élimination quasi normale.

Troisième expérience. — *Epreuve de l'élimination
du bleu de méthylène.*

Nous savons que chez un sujet normal, le bleu
précédé de son chromogène incolore décelable seulement par la chaleur et l'acide acétique, apparaît dans
les urines un quart d'heure à une demi-heure après
l'injection sous-cutanée de 1 centimètre cube d'une
solution au vingtième (1/20ᵉ). L'élimination est continue, régulière, complètement terminée en général au
bout de 48 heures.

Nous savons, d'autre part, que dans la néphrite
interstitielle, l'élimination est *retardée,* puisque le
bleu n'apparaît qu'au bout de une, deux ou trois
heures, et *prolongée,* puisqu'elle dure trois ou quatre
jours et qu'on en retrouve parfois des traces au bout
de huit jours. « Cette anomalie, dit Reichel, est due

12

pour une faible part à une résorption défectueuse du bleu par les tissus, mais surtout à un certain degré d'imperméabilité rénale à cause de la sclérose des glomérules et des vaisseaux ».

L'élimination de 0 gr. 20 de bleu de méthylène, absorbés en cachet par notre pilote, s'est faite dans les conditions suivantes :

28 janvier :

10 heures, absorption de 0 gr. 20 de bleu.

10 h. 15', urine ordinaire.

10 h. 30', urine verte.

12 heures, urine verte.

14 heures, urine verte.

29 janvier :

L'urine recueillie toutes les 2 heures, de 8 heures à 24 heures est uniformément verte.

30 janvier :

De 8 heures à 19 heures, urine faiblement, mais uniformément verte.

A 22 heures, urine presque normale.

A 24 heures, urine presque normale.

31 janvier :

A 8 heures, urine verte.

A 10 heures, urine ordinaire.

A 12 heures, urine ordinaire.

A 24 heures, urine ordinaire.

Jours suivants, urine normale.

Donc apparition du bleu dans l'urine une demi-heure après l'absorption ; durée de l'élimination du 28 à 10 h. 30 au 31 à 10 heures, soit 72 heures.

Ces chiffres nous montrent que cette élimination n'est pas retardée, qu'elle est régulière et surtout anormalement prolongée.

Autrement dit, la perméabilité rénale existe, mais paraît entravée, diminuée. Cette diminution trouve une explication dans les altérations scléreuses des glomérules et des vaisseaux rénaux qui existe certainement chez ce pilote, dans la tendance à la sclérose vasculaire généralisée et dans l'élévation légère de la tension sanguine habituellement concomitante, que nous avons constatées chez lui.

Il est très logique, à notre avis, de mettre sur le compte de cette histo-physiologie pathologique particulière aux albuminuriques, les nuances que nous avons signalées précédemment dans nos tracés.

L'hypertension légère, mais constante, qui existe chez eux, retrouvée du reste sur notre pilote, et la sclérose plus ou moins avancée des tuniques artérielles, moins élastiques et moins rétractiles, compliquent et contrarient leurs effets. Il en résulte une adaptation moins rapide et plus pénible de l'équilibre circulatoire aux conditions ambiantes constamment changeantes, et pour le cœur, la nécessité d'un effort plus soutenu.

D'autre part, la brusquerie plus grande apportée à l'établissement et au maintien de l'équilibre de tension intra-labyrinthique peut donner lieu à des troubles subjectifs plus accusés et favoriser l'apparition du vertige.

Il en est de même des réactions liées aux intoxications d'origine interne et produites par la **fatigue** par exemple, ou d'origines externes (témoins les troubles toxiques éprouvés vers 2.800 mètres par notre pilote, après avoir absorbé trois petits verres de tarragone au cours de la montée).

Si, d'autre part, nous voulons bien constater que le nombre des pulsations diminue moins vite à la descente que dans nos observations personnelles (Chapitre V, § 1er), et que, par suite, l'écart entre leur nombre au départ et à l'atterrissage est plus grand, nous avons un argument nouveau en faveur d'une fatigue cardiaque plus précoce que chez l'individu sain, et d'autant plus précoce que le fonctionnement rénal sera plus modifié. Elle pourra se traduire par différents troubles circulatoires, tels qu'éblouissements, vertiges, somnolence..... dont le danger réel immédiat apparaît nettement pour le pilote lui-même et le passager qui l'accompagne. Une évolution scléreuse cardio-vasculaire générale, facilitée, en sera d'autre part, l'aboutissant éloigné.

Conclusions générales : De ces délicates expériences, dont l'étude serait avantageusement étendue et poursuivie, pouvons-nous sans témérité, déduire quelques remarques physiologiques sur l'aéro-dynamique artérielle de l'aviateur albuminurique ?

Nous oserons conclure :

1° Qu'un aviateur atteint d'une albuminurie légère (égale ou inférieure à 1 gramme par exemple) et dont le *fonctionnement rénal est normal ou très voisin de la normale*, se comporte à peu près comme un sujet sain, une ascension lui laissant de l'*hypotension après l'atterrissage*. Il risque seulement, par des ascensions fréquentes et des descentes trop rapides, de surmener son système circulatoire. Et ceci, qui paraît tout à fait compatible avec un service régulier et pas plus dangereux, ne peut être d'un fâcheux effet que sur l'aviateur lui-même, qui, à échéance plus rapprochée, assistera à l'éclosion plus rapide de la rupture de son équilibre organique et physiologique, rupture qu'il pourra néanmoins retarder par une diététique continué appropriée.

2° Qu'une albuminurie, coexistant avec un mauvais fonctionnement rénal, peut rendre plus nets et plus précoces les troubles précités, surtout s'il existe une sclérose vasculaire bien caractérisée, et doit être une contre indication à l'aviation.

En résumé :

1° Dans le choix des élèves pilotes, en plus de l'examen approfondi des systèmes pulmonaire et cardiaque, digestif, nerveux, sensitivo-moteur et sensoriel, il sera nécessaire d'examiner les urines et d'étudier leur élimination, chez tout candidat dont l'anamnèse laissera des doutes sur l'intégrité physiologique des reins.

2° Dans le cas d'albuminurie reconnue, il y aura lieu de procéder à la détermination du fonctionnement rénal. La simplicité, la rapidité et la suffisante précision des procédés que nous avons employés chez notre pilote, les feront préférer aux nombreux autres connus.

a) S'il est normal, malgré la présence de l'albumine dans l'urine, le candidat, surtout s'il est jeune et si ses artères ne sont pas ou que très peu scléreuses, pourra être admis. Ce n'est qu'en cas d'apparition et de persistance de troubles révélant un mauvais fonctionnement de ses reins, notamment si l'albuminurie augmente, ou de son appareil vasculaire, que son exclusion du personnel navigant pourra être prononcée.

b) Toutefois, la rupture d'équilibre organique et physiologique ayant généralement d'autant plus de chances d'apparaître que l'albuminurie est plus intense, il sera bon de fixer un taux d'acceptation limite qu'il sera prudent de ne pas dépasser. Et puisque notre pilote a fait ses preuves, peut-être pourrions-nous fixer ce taux à 1 gramme ? Il va sans dire, que les candidats admis dans ces conditions, devront observer une hygiène et une diététique sévères et se confier au médecin dès l'apparition des moindres malaises.

c) Si le fonctionnement rénal est reconnu insuffisant après plusieurs déterminations successives et quelle que soit l'importance de l'albuminurie, de la sclérose vasculaire et de l'hypertension, le sujet devra être nettement refusé.

CHAPITRE XIII

Conclusions (applicables à l'organisme imparfaitement sain). — De l'inaptitude à l'aviation.

————

Les faits qui se dégagent de ces différentes considérations sont les suivants :

A) Les troubles subjectifs et objectifs qui caractérisent le mal des aviateurs, dont nous avons donné la description et l'explication dans la première partie de notre travail (voir conclusions, Chapitre VI), se manifestent généralement avec une précocité, une intensité, une fréquence et une durée plus grandes chez les sujets imparfaitement sains.

B) La moindre tare pathologique de l'un quelconque de leurs organes, fut-elle compatible avec une santé d'apparence normale, explique ces phénomènes.

Elle peut être, en effet, la cause :

1° De sensations discordantes, erronées, déficientes ;

2° De réactions physiologiques anormales dont les

néfastes effets peuvent se traduire chez l'aviateur :

a) Par des troubles subjectifs simples, limités à une seule fonction organique ou étendus à plusieurs à la fois.

b) A un degré plus élevé par des troubles de l'équilibration qui mettront en danger sa vie et celle de son passager.

c) Plus tardivement, enfin, par une répercussion fâcheuse sur l'évolution et le pronostic de ces tares.

C) Il y aura lieu de déconseiller l'aviation, sinon formellement, à l'élève civil qui voudrait, seul à bord, ne pas atteindre les altitudes supérieures à 1.000 mètres sur un appareil de tourisme, bon planeur ; du moins avec plus de rigueur à l'élève militaire qui, pour les combats de l'air, accompagné d'un passager le plus souvent, doit voler très haut sur des appareils rapides qui lui permettent de monter et de descendre très vite, de vire-volter en tous sens.

D) Dans le choix des élèves pilotes militaires, il faudra se conformer très exactement à la note ministérielle du 31 mars 1916 qui détermine, comme suit, les conditions d'admissibilité dans le personnel navigant de l'aviation :

« L'aptitude physique du candidat ou personnel navigant de l'aviation comporte :

1° Une acuité visuelle normale des deux yeux et pour chaque œil (aucune correction par les verres ne sera admise).

2° Un champ binoculaire normal ; l'aptitude à distinguer nettement le vert du rouge et à reconnaître les couleurs principales.

3° Une acuité auditive normale avec état d'intégrité de l'oreille moyenne et interne, et en particulier de l'appareil d'équilibration.

4° Un état d'intégrité absolu des organes de la respiration et de la circulation.

5° Un poids maximum de 85 kilogrammes pour les élèves pilotes et de 75 kilogrammes (tenue de ville) pour les observateurs, mitrailleurs, bombardiers, canonniers, etc.

Ces conditions générales sont indépendantes des conditions générales d'aptitudes physiques au service militaire.

Les différents renseignements qui précèdent, devront être mentionnés très explicitement sur le certificat de visite et de contre-visite qui devra indiquer en outre :

a) Les antécédents (tares héréditaires, tares nerveuses, personnelles, etc.).

b) Si le candidat est apte ou inapte à l'arme à laquelle il appartient, et, dans ce dernier cas, le détail des maladies, blessures ou infirmités le rendant inapte, avec indication probable du temps de l'inaptitude ».

E) Nous ajouterons que les médecins, chargés de visiter et de contre-visiter les candidats pilotes, devront examiner avec une attention toute spéciale, ceux que des maladies ou des blessures anciennes guéries avec ou sans séquelles, ont fait déclarer inaptes aux armes de ligne et qui, précisément à cause de cette inaptitude, pourraient être admis dans le personnel navigant de l'aviation.

F) Devront être considérées comme une contre indication absolue à l'aviation :

1° Toute altération organique du système nerveux cérébro-spinal, quelle que soit son origine traumatique, mécanique, vasculaire ou infectieuse (spécifique le plus souvent), même si elle est ancienne et si sa guérison semble avoir été accompagnée d'un retour fonctionnel en apparence parfait.

2° Toute altération d'origine centrale des fonctions sensitivo-motrices, réflexes, sensorielles (tactiles, visuelles et auditives surtout). Les altérations, d'origine périphérique de ces mêmes fonctions, pourront n'être envisagées que comme des contre indications relatives ; l'application de la méthode des Docteurs Camus et Nepper, dont le but est de déterminer les temps des réactions psycho-motrices aux diverses impressions, servira à les classer en même temps qu'elle précisera le diagnostic établi par l'examen clinique et l'anamnèse.

3° Toute altération anatomique ou fonctionnelle, si minime soit-elle, de l'une quelconque des différentes fonctions dites kinesthésiques de l'équilibration :

a) La parfaite intégrité de l'appareil visuel devra être reconnue autant que possible par un spécialiste.

b) Nous dirons la même chose de l'appareil auditif envisagé aux points de vue acoustique et statique.

c) La sensibilité générale superficielle devra être reconnue suffisante ; la sensibilité profonde, ou sens musculaire, parfaite.

d) La concordante perception centrale, cérébelleuse de ces impressions d'origines diverses devra être établie. La méthode du Docteur Camus et l'épreuve du vertige voltaïque, successivement appliquée aux deux oreilles, seront utilement employées à cet effet.

4° Toute lésion anatomique cardiaque. Une sélection rigoureuse devra être établie parmi ceux qu'une tare viscérale et diathésique prédispose à des modifications brusques du régime circulatoire.

Il faudra déconseiller l'aviation aux sujets dépassant 35 ans, aux arthritiques, aux artério-scléreux, chez qui les moindres troubles d'insuffisance rénale ou hépatique accroissent notablement l'hypertension.

5° Toute lésion rénale scléreuse, toute néphrite se traduisant par une albuminurie supérieure à 1 gramme et surtout par de l'insuffisance rénale (conclusions Chapitre XII).

6° Les lésions chroniques pleuro-pulmonaires :

a) Primitives tuberculeuses surtout quelle que soit leur forme anatomo-clinique, congestive ou scléreuse ;

b) Ou consécutives aux affections aiguës : l'emphysème par exemple.

Les anciens blessés de la plèvre et surtout du poumon devront être refusés (conclusions Chapitre X).

7° Les lésions chroniques gastro-intestinales très développées accompagnées de ptose ; les autres lésions devront être envisagées parfois comme des contre indications relatives (voir Chapitre IX).

G) L'aviation doit donc le plus possible demeurer l'apanage des individus jeunes, auxquels une constitution et une santé parfaites assurent des réactions rapides, harmonieuses et souples.

H) Puisqu'aussi bien les sujets les plus vigoureux

peuvent ne pas échapper toujours aux effets de l'altitude et des dénivellations en aéroplane ; puisqu'un véritable épuisement nerveux, vasculaire et physique, une asthénie véritable qui fait dire d'eux qu'ils sont « vidés », ont été observés parmi les meilleurs et les plus résistants, nous conseillerons à tous les aviateurs :

1° D'éviter les causes susceptibles de diminuer la résistance de leur organisme (veilles prolongées, fatigues inutiles des milieux aviateurs).

2° D'augmenter cette résistance par l'observation et l'application rigoureuse des préceptes d'une parfaite hygiène diététique, corporelle et physique.

3° D'éviter pendant le vol, toutes les fois que rien ne les obligera à y recourir, les inutiles prouesses, les dénivellations trop rapides qui ne permettent pas l'adaptation suffisamment rapide de l'organisme aux milieux ambiants traversés.

4° De se confier à leur médecin dès l'apparition des moindres malaises qu'ils auront éprouvés, soit pendant, soit après le vol.

I) A ce sujet, nous insisterons sur l'utilité qu'il y aurait : 1° à soumettre tous les aviateurs militaires, mais surtout les pilotes, à un repos régulier de trois semaines environ tous les quatre mois par exemple, qu'ils paraissent ou non déprimés ; 2° ou bien à un examen médical approfondi, répété tous les mois ou tous les deux mois selon leur activité, et à imposer une certaine période de repos à ceux qui n'y satisferont pas pleinement.

Selon qu'ils recouvreront ou non leurs moyens pendant ce repos, ce que traduiront les résultats des différents examens que nous avons préconisés, il y aura lieu : ou de leur faire reprendre leur service d'escadrille après une nouvelle et courte période d'entrainement à la durée et à la hauteur, ou de les faire changer d'arme.

BIBLIOGRAPHIE

AIMÉ (H.). — De la variété et de l'évolution des troubles nerveux et psychiques d'origine commotionnelle pendant la guerre (*Presse Médicale*, février 1917).

Annuaire pour 1917 publié par le Bureau des Longitudes.

AULIFFE (Mac-Léon) et CAREL (Armand). — Persistance de l'état commotionnel chez les blessés du crâne trépanés (Société de Chirurgie, 25 avril 1917).

BESANÇON (G.). — L'*Aérophile* (avril 1916). Rapport mensuel à l'Aéro-Club.

— L'*Aérophile* (juillet 1916). Un accrochage dans les airs. Quatre aviateurs qui l'échappent belle.

— L'*Aérophile* (novembre 1916). Un grand raid de bombardement de nos lignes à Venise via Münich, par le capitaine de Beauchamp.

BINET (Léon). — Le rythme cardiaque chez le soldat combattant (*Presse Médicale*, n° 45, 10 août 1916).

Bulletin Officiel du Ministère de la Guerre :
Circulaire du 2 septembre 1912 (BO PP, page 1385).

    —   23 janvier 1914 (BO PS, page 97).

    —   8 octobre 1915 (BO PP, page 756).

    —   31 mars 1916.

CAMUS (J.). — L'évaluation des incapacités fonctionnelles (*Paris Médical*, 7 octobre 1916).

Camus (J.) et Nepper. — Mesure des réactions psycho-motrices des candidats à l'aviation (*Paris Médical*, n° 12, 18 mars 1916).

— Les réactions psycho-motrices et émotives des trépanés (*Paris Médical*, n° 23, 3 juin 1916.

— L'aptitude physique des candidats à l'aviation. Les nouveaux procédés d'examen d'aptitude physique (*L'Aérophile*, février 1917).

Camus (J.) et O. Riche. — Un centre spécial pour examen et traitement complémentaire des blessés réformés (*Paris Médical*, n° 41, 7 octobre 1916).

Cestan, Descamps et R. Sauvage. — Les troubles de l'équilibre dans les commotions craniennes (*Paris Médical*, n° 23, 3 juin 1916).

Claude (H.) et Meuriant. — Le syndrome d'hypertension céphalo-rachidienne consécutif aux contusions de la région cervicale et de la colonne vertébrale (*Progrès Médical*, décembre 1916).

Collet (J.). — Précis de Pathologie interne.

Cruchet (R.) et Moulinier. — Le Mal des Aviateurs (*Journal de Physiologie et Pathologie générale*, n° 3, mai 1911).

Dortet (Francis). — Les oiseaux de guerre (l'*Illustration*, 3843, 28 octobre 1916).

Fernet. — Physique.

Graffigny (H. de). — Hygiène pratique et physiologie de l'aviateur et de l'aéronaute, 1912.

Hédon (E.). — Précis de Physiologie.

Jacques (M.). — L'oreille chez les aviateurs (Comptes rendus de la Société de Médecine de Nancy, 10 novembre 1915).

Klein (P.). — Encyclopédie agricole. Météorologie et prévision du temps.

Lacroix. — Les réactions de l'oreille chez les aviateurs pendant le vol (Comptes rendus de l'Académie de Médecine, 16 janvier 1916).

MÉNARD. — Le pouls et la pression artérielle dans les tranchées (*Presse Médicale*, 1916).

MOSENTHAL. — Renal function as mesure ad by the élimination of fluids, salts and nitrogen and the specific gravity of the urine (*Arch. Int. Med.*, nov. 1915).

MOUTIER (François). — Recherches sur les troubles labyrinthiques chez les commotionnés et blessés du crâne (*Rev. Neurol.*, juillet 1916).

Mouvement Médical. — Le rôle de l'auto-intoxication dans la fatigue (*Presse Médicale*, février 1917).

PLAZEK et LOEWY. — L'état mental des aviateurs pendant le vol (Berlin, 1912).

SOUBIÈS (J.). — Physiologie de l'aéronaute (Thèse de Paris, 1907).

SOUQUES (M.). — Aréflexie chez un blessé du crâne (Société de Neurologie, janvier 1917).

THOMAS (J.). — L'aptitude des trépanés au service militaire et au travail (*Presse Médicale*, n° 46, 7 octobre 1916).

ZIMMERMANN. — Vertige voltaïque anormal. Réflexe de convergence au lieu de nystagmus chez un ancien trépané de la région pariétale (Soc. de Neurologie, 5 avril 1917).

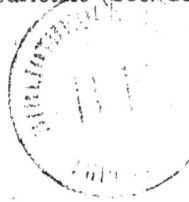

TABLE DES MATIERES

Nancy. — Imp. CRÉPIN-LEBLOND, 21, rue Saint-Dizier

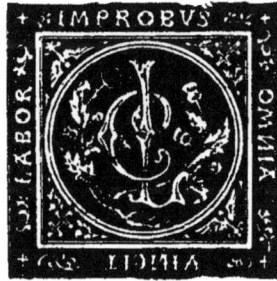

IMPROBVS
LABOR
OMNIA
VINCIT

www.ingramcontent.com/pod-product-compliance
Lightning Source LLC
Chambersburg PA
CBHW060532210326

41519CB00014B/3200